U0146150

随身听中医传世经典系列

总主编◎裴颢

明·杨继洲◎撰

针灸大成（下）

中国健康传媒集团

中国医药科技出版社

图书在版编目（CIP）数据

针灸大成/（明）杨继洲撰．—北京：中国医药科技出版社，2024.4
（随身听中医传世经典系列）
ISBN 978-7-5214-3017-2

Ⅰ.①针…　Ⅱ.①杨…　Ⅲ.①《针灸大成》　Ⅳ.①R245

中国版本图书馆 CIP 数据核字（2022）第 020633 号

策划编辑	白　极	**美术编辑**	陈君杞
责任编辑	王连芬	**版式设计**	也　在

出版　**中国健康传媒集团** | 中国医药科技出版社
地址　北京市海淀区文慧园北路甲 22 号
邮编　100082
电话　发行：010-62227427　邮购：010-62236938
网址　www.cmstp.com
规格　880×1230mm $\frac{1}{64}$
印张　14 $\frac{1}{4}$
字数　508 千字
版次　2024 年 4 月第 1 版
印次　2024 年 4 月第 1 次印刷
印刷　北京金康利印刷有限公司
经销　全国各地新华书店
书号　ISBN 978-7-5214-3017-2
定价　64.00 元

获取新书信息、投稿、为图书纠错，请扫码联系我们。

版权所有　盗版必究
举报电话：010-62228771
本社图书如存在印装质量问题请与本社联系调换

目　录

上　册

卷之一

卷之四

中 册

卷之五

卷之六

卷之七

下　册

卷之八

卷之十

卷之八

穴法图 以下至疮毒门俱《神应经》

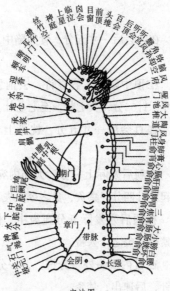

穴法图

神庭 在直鼻上，入发际五分。灸七壮，止七七壮。禁针。

上星 在直鼻上，入发际一寸。针三分，以细三棱针，泄诸阳热气。灸三壮，不宜多，多则拔气上，目不明。

囟会 在上星后一寸，有陷可容豆许。灸二七壮。

前顶 在囟会后一寸五分，骨间陷中。针一分，灸三壮。

百会 在顶中陷中，容豆许，去前发际五寸、后发际七寸。针二分，灸七壮，至七七壮。

后顶 在百会后一寸五分，枕骨上。针二分，灸五壮。

风府 在项后发际上一寸，大筋内宛宛中，疾言其肉立起。针四分，禁灸，灸之令人失音。

哑门 在项后入发际五分宛宛中，仰头取之。针三分，禁灸，灸之令人哑。

睛明 在目内眦头外一分许。针一分半，雀目者，久留针，后速出，禁灸。

攒竹 在两眉头小陷宛宛中。针三分，三度刺，目大明，宜用锋针出血。禁灸。

丝竹 在眉后陷中。针三分，宜泻不宜补。禁灸，灸之令人目小无所见。

角孙 在耳廓中间，开口有空。针八分，灸三壮。

络却 在脑后，发际上两旁起肉上各一寸三分，脑后枕骨夹脑户，自发际上四寸半。针三分，灸三壮。

翳风 在耳后尖角陷中，按之耳中痛。针三分，灸七壮。

临泣 在目上，直入发际五分陷中。针三分，不宜灸。

目窗 在临泣后寸半。灸五壮，针三分，三度刺，目大明。

头维 在额角入发际，本神旁一寸五分。针三分，禁灸。

听会 在耳微前陷中，上关下一寸，动脉宛宛中，开口取之。针三分，不补。日灸五壮，止三七壮。

听宫 在耳中珠子，大如赤小豆。针三分，灸三壮。

脑空 在承灵后一寸五分，夹玉枕骨下陷中。针五分，灸三壮。

风池 在脑空下发际陷中。针一寸二分，灸不及针，日七壮，至百壮，炷不用大。

耳门 在耳前起肉当耳缺陷中。针三分，禁灸。病宜灸者，不过三壮。

颊车 在耳下八分，近前曲颊端上陷中，侧卧开口有空。针四分，灸日七壮，至七七壮，炷如大麦。

迎香 在鼻孔旁五分。针三分，禁灸。

地仓 在夹口吻旁四分，外近下有脉微微动是。针三分半，可灸日七壮，二七壮，重者七七壮。

水沟 在鼻柱下沟中央。针四分，灸不及针，水肿惟针此穴。灸日三壮，止二百壮。

承浆 在颐前唇棱下宛宛中，开口取之。针三分，灸日七壮，止七七壮，炷如小箸头大。

以上头面部。

肩井 在缺盆上，大骨前寸半，以三指按，当中指下陷中是。止可针五分，若深，令人闷倒，速补足三里。

肩髃 在肩端两骨间有陷宛宛中，举臂取之。针八分，灸五壮，或日七壮，至二七壮。

大椎 在脊骨第一椎上陷者宛宛中。针五分，灸随年壮。

陶道 在一椎下，俯而取之。针五分，灸五壮。

身柱 在三椎下，俯而取之。灸二七壮。

风门 在二椎下，两旁各二寸。针五分，灸五壮。

肺俞 在三椎下，两旁各二寸。灸百壮。

膏肓 在四椎下一分，五椎上二分，两旁各三寸半，四肋三间去胛骨容侧指许。灸百壮，止千壮。

心俞 在五椎下，两旁各二寸。灸七壮。

膈俞 在七椎下，两旁各二寸。灸三壮，止百壮。

肝俞 在九椎下，两旁各二寸。灸七壮。

胆俞 在十椎下，两旁各二寸。灸二七壮。

脾俞 在十一椎下，两旁各二寸。灸三壮，针三分。

胃俞 在十二椎下，两旁各二寸。针三分，灸以年为壮。

三焦俞 在十三椎下，两旁各二寸。针五分，灸五壮。

肾俞 在十四椎下，两旁各二寸，前与脐平。灸随年壮。

大肠俞 在十六椎下，两旁各二寸。针三分，灸三壮。

小肠俞 在十八椎下，两旁各二寸。针三分，灸三壮。

膀胱俞 在十九椎下，两旁各二寸。针三分，灸七壮。

白环俞 在二十一椎下，两旁各二寸。针五分，灸三壮。

腰俞 在二十一椎下宛宛中。自大椎至此，折三尺，舒身以腹挺地，两手相重支额，纵四体，后乃取之。针八分，灸七壮，至二十一壮。

长强 在骶骨端下三分。针三分，灸三十壮。

以上肩背部。

乳根 在乳下一寸六分陷中，仰取。针三分，灸三壮。

期门 在乳旁一寸半，直下又一寸半，第二肋端缝中。其寸用胸前寸折量。针四分，灸五壮。

章门 在脐上二寸，两旁各六寸。其寸用胸前两乳间横折八寸，内之六寸，侧卧，屈上足，伸下足，取动脉是。灸日七壮，至二七壮。

带脉 在季肋下一寸八分陷中，脐上二分，两旁各七寸半。针六分，灸七壮。

膻中 在两乳间，折中取之，有陷是穴，仰而取之。禁针。灸七壮，止七七壮。

中庭 在膻中下一寸六分陷中。针三分，灸三壮。

鸠尾 在两歧骨下一寸。针三分。禁灸。

巨阙 在鸠尾下一寸。针六分，灸七壮，止七七壮。

上脘 在巨阙下一寸，脐上五寸。针八分，灸二七壮。

中脘 去蔽骨尖四寸，下至脐四寸。针八分，灸二七壮，至百壮，止四百壮。

下脘 在中脘下二寸，脐上二寸。针八分，灸二七壮。

水分 在脐上一寸。水病灸之大良。禁针，针之水尽即死。其别病针八分，灸七壮，止四百壮。

神阙 当脐中。禁针，针令人脐中疡溃，屎出者死。灸百壮。

气海 在脐下一寸半宛宛中。针八分，灸七壮，止百壮。

石门 在脐下二寸。针六分，灸二七壮，止百壮。

关元 在脐下三寸。针八分，灸百壮，至三百壮。灸不及针，孕妇禁针。

中极 在关元下一寸，脐下四寸。针八分，得气即泻。灸止百壮，或日三七壮。

会阴 在两阴间，灸三壮。

以上膺腹部。

头面背腹一图内多系任、督二脉之穴。

后手足十二图,乃十二经之要穴。

治症详见后。

寅、手太阴肺经

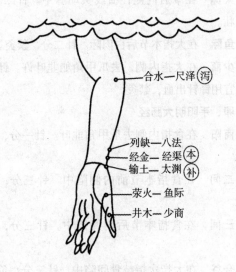

合水—尺泽 泻

列缺—八法
经金—经渠 本
输土—太渊 补
荥火—鱼际
井木—少商

寅、手太阴肺经

尺泽 在肘中约纹上，两筋间动脉。针三分，不宜深，灸五壮。

列缺 在手侧腕上寸半，以两手交叉，食指尽处两筋骨罅中。针二分，灸七壮，至七七壮。

经渠 在寸口陷中，动脉应手。针二分，禁灸。

太渊 在掌后内侧，横纹头动脉中。针二分，灸三壮。

鱼际 在大指本节后白肉际。针二分，禁灸。

少商 在大指内侧，去爪甲角如韭叶许。针一分，宜用锋针出血，禁灸。

卯、手阳明大肠经

商阳 在食指内侧去爪甲角韭叶。针一分，灸三壮。

二间 在食指本节前内侧陷中。针三分，灸三壮。

三间 在食指本节后内侧陷中。针三分，灸三壮。

合谷 在大指次指歧骨间陷中。针三分，灸三壮，孕妇不宜针。

阳溪 在手腕中上侧两筋间陷中。针三分，灸三壮。

三里 在曲池下二寸，按之肉起锐肉端。针二分，灸三壮。

曲池 在肘外辅骨屈肘横纹头陷中，以手拱胸取之。针七分，灸七壮，可日可七壮，至二百壮。

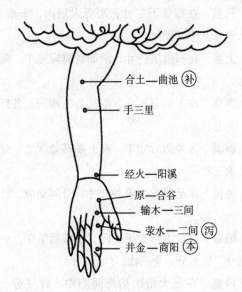

合土—曲池 (补)

手三里

经火—阳溪

原—合谷

输木—三间

荥水—二间 (泻)

井金—商阳 (本)

卯、手阳明大肠经

辰、足阳明胃经

伏兔　在阴市上三寸，起肉上，正跪坐取之。针五分，禁灸。

阴市　在膝盖上三寸，拜而取之。针三分，禁灸。

三里　在膝盖下三寸，胻骨大筋内，坐取之。针八分，灸止百壮。

上廉　在三里下三寸，两筋骨罅宛宛中，蹲坐取之。

下廉　在上廉下三寸，取法与上廉同。各针三分，灸七壮。

解溪　在冲阳后寸半，腕上系鞋处取之。针五分，灸三壮。

冲阳　在足跗上去陷谷二寸，骨间动脉。针五分，灸三壮。

陷谷　在足大指次指外间，本节后陷中，去内庭二寸，针五分，灸三壮。

内庭　在足大指次指外间陷中。针三分，灸三壮。

厉兑　在足大指次指端，去爪甲韭叶。针一分，灸一壮。

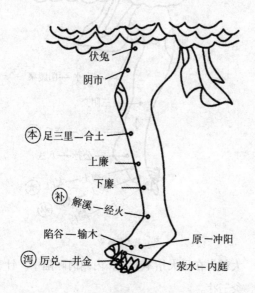

伏兔

阴市

（本）足三里—合土

上廉

下廉

（补）解溪—经火

陷谷—输木　　　　原—冲阳

（泻）厉兑—井金　　　荥水—内庭

辰、足阳明胃经

巳、足太阴脾经

隐白　在足大指内侧，去爪角韭叶。月事不止，刺之立愈。针二分，灸三壮。

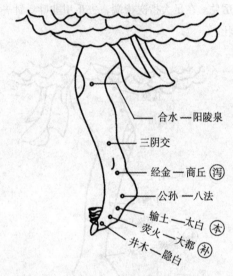

合水—阳陵泉

三阴交

经金—商丘 泻

公孙 —八法

输土—太白 本

炭火—大都 补

井木—隐白

已、足太阴脾经

大都 在足大指本节后，内侧肉际陷中。针三分，灸三壮。

太白 在足大指内侧，内踝前，核骨下陷中。针三分，灸三壮。

公孙 在足大指本节后一寸，内踝前。针四分，灸三壮。

商丘　在内踝下，微前陷中，前有中封，后有照海，其穴居中。针三分，灸三壮。

三阴交　在内踝上，除踝三寸骨下陷中。针三分，灸三壮。

阴陵　在膝内侧辅骨下陷中，屈膝取之，膝横纹头下是穴，与阳陵泉相对，稍高一寸。针五分，灸七壮。

午、手少阴心经

少海　在肘内廉节后，大骨外，去肘端五分，屈肘向头取之，针三分，灸三壮。

灵道　在掌后寸半。针三分，灸三壮。

通里　在掌后一寸陷中。针三分，灸七壮。

神门　在掌后锐骨端陷中。针三分，灸七壮，炷如小麦。

少府　在小指本节后，骨缝陷中，直劳宫。针二分，灸七壮。

少冲　在小指内侧，去爪角韭叶，针一分，灸一壮。

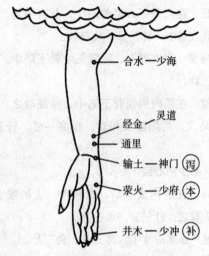

合水—少海

经金——灵道

通里

输土—神门 泻

荥火—少府 本

井木—少冲 补

午、手少阴心经

未、手太阳小肠经

少泽 在小指外侧，去爪角一分陷中。针一分，灸一壮。

前谷 在小指外侧，本节前陷中。针一分，灸三壮。

后溪 在小指外侧，本节后陷中。针一分，灸一壮。

腕骨 在手外侧，腕前起骨下陷中，有歧骨罅缝。针二分，灸三壮。

阳谷 在手外侧腕中，锐骨下陷中。针二分，灸三壮。

小海 在肘外大骨外，去肘端五分陷中，屈肘向头取之。针一分，灸二壮。

申、足太阳膀胱经

委中 在腘中央两筋间约纹内，动脉应手。针八分，禁灸。

承山 在腿肚尖下，分肉间陷中。针八分，灸止七七壮。

昆仑 在足外踝后五分，跟骨上陷中。针三分，灸三壮。

申脉 在外踝下五分陷中，容爪甲白肉际，前后有筋，上有踝骨，下有软骨，其穴居中。针三分。

金门 在外踝下少后，丘墟后，申脉前。针一分，灸三壮。

京骨 在足外侧大骨下，赤白肉际陷中。针三分，灸七壮。

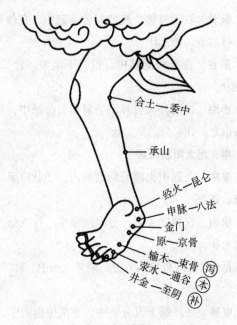

合土—委中

承山

经火—昆仑
申脉—八法
金门
原—京骨
输木—束骨
荥水—通谷
井金—至阴

泻
本
补

申、足太阳膀胱经

束骨　在足小指外侧，本节后肉际陷中。针三分，灸三壮。

通谷　在足小指外侧，本节前陷中。针二分，灸三壮。

至阴　在足小指外侧，去爪角韭叶。针二分，灸三壮。

酉、足少阴肾经

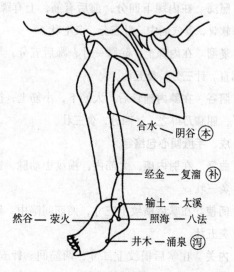

合水 — 阴谷 本

经金 — 复溜 补

输土 — 太溪

然谷 — 荥火　　照海 — 八法

井木 — 涌泉 泻

酉、足少阴肾经

涌泉　在足心，屈足卷指取之，宛宛中白肉际。针五分，不宜出血，灸三壮。

然谷　在内踝前，大骨下陷中。针三分，不宜见血，灸三壮。

太溪 在内踝后五分，跟骨上，有动脉。针三分，灸三壮。

照海 在内踝下四分，前后有筋，上有踝骨，下有软骨，其穴居中。针三分，灸七壮。

复溜 在内踝上，除踝一寸，踝后五分，与太溪相直。针三分，灸五壮。

阴谷 在膝内辅骨后，大筋下，小筋上，按之应手，屈膝乃得之。针四分，灸三壮。

戊、手厥阴心包络经

曲泽 在肘内廉，大筋内，横纹中动脉。针三分，灸三壮。

间使 在掌后横纹上三寸，两筋间陷中。针三分，灸五壮。

内关 在掌后横纹上二寸，两筋间。针五分，灸三壮。

大陵 在掌后横纹中，两筋间陷中。针五分，灸三壮。

劳宫 在掌心，屈无名指尖尽处是。针三分，灸三壮。

中冲 在中指端，去爪甲韭叶。针一分，灸一壮。

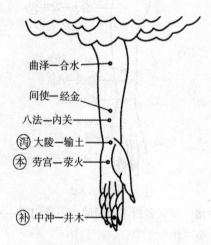

曲泽—合水

间使—经金

八法—内关

泻 大陵—输土

本 劳宫—荥火

补 中冲—井木

戌、手厥阴心包络经

亥、手少阳三焦经

关冲 在无名指外侧去爪角韭叶。针一分，灸一壮。

液门 在小次指歧骨间，握拳取之。针三分，灸三壮。

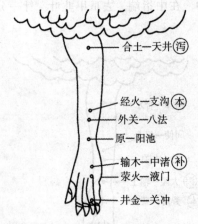

合土—天井 泻

经火—支沟 本
外关—八法
原—阳池
输木—中渚 补
荥火—液门
井金—关冲

玄、手少阳三焦经

中渚 在无名指本节后陷中，液门下一寸。针三分，灸三壮。

阳池 在手表腕上陷中。针二分，禁灸。

外关 在腕后二寸两骨间陷中。针三分，灸五壮。

支沟 在腕后三寸两骨间陷中。针二分，灸二七壮。

天井 在肘后大骨后，肘上一寸两筋间陷中，叉手按膝头取之；屈肘拱胸取之。针一寸，灸三壮。

子、足少阳胆经

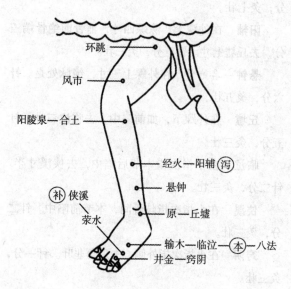

环跳

风市

阳陵泉—合土

经火—阳辅 泻

悬钟

补 侠溪

原—丘墟

荥水

输木—临泣 本—八法

井金—窍阴

子、足少阳胆经

环跳 在髀枢中，即硯子骨下宛宛中，侧卧，伸下足，屈上足取之。针二寸，灸五壮，止五十壮。

风市 在膝上外侧两筋间，舒手着腿，中指尽处陷中。针五分，灸五壮。

阳陵 在膝下一寸外廉陷中，外尖骨前。针六分，灸七壮。

阳辅 在外踝上，除踝四寸，辅骨前绝骨端三分，去丘墟七寸。针五分，灸三壮。

悬钟一名绝骨 在外踝上三寸，绝脉处是。针六分，灸五壮。

丘墟 在外踝下，如前陷中，去临泣三寸。针五分，灸三壮。

临泣 在小指次指本节后陷中，去侠溪寸半。针二分，灸三壮。

侠溪 在小指次指歧骨间，本节前陷中。针二分，灸三壮。

窍阴 在小指次指外侧，去爪角韭叶。针一分，灸三壮。

丑、足厥阴肝经

大敦 在大指端，去爪甲韭叶。针二分，灸三壮。

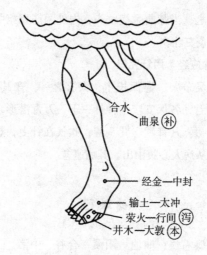

合水
曲泉 （补）

经金—中封
输土—太冲
荥火—行间 （泻）
井木—大敦 （本）

丑、足厥阴肝经

行间　在大指本节前，上下有筋，前后有小骨尖，其穴正居陷中，有动脉应手。针六分，灸三壮。

太冲　在大指本节后二寸，有络横连至地五会二寸骨缝罅间，动脉应手陷中。针三分，灸三壮。

中封　在内踝前一寸，贴大筋后宛宛中。针四分，灸三壮。

曲泉　在膝内侧辅骨下，大筋上、小筋下陷中，屈膝取之，当膝曲腘横纹头，内外两筋宛宛中。针六分，灸三壮。

《神应经》用针咒曰

天灵节荣，愿保长生，太玄之一，守其真形，五脏神君，各保安宁，神针一下，万毒潜形，急急如律令摄。凡针默念咒一遍，吹气在针上，想针如火龙，从病人心腹中出，其病速愈。

诸风门

左瘫右痪：曲池　阳溪　合谷　中渚　三里阳辅　昆仑

肘不能屈：腕骨

足无膏泽：上廉

偏风：列缺　冲阳

身体反折：肝俞

中风肘挛：内关

目戴上：丝竹空

吐涎：丝竹空　百会

不识人：水沟　临泣　合谷

脊反折：哑门　风府

风痹：天井　尺泽　少海　委中　阳辅

惊痫：尺泽一壮　少冲　前顶　束骨

风痫：神庭　百会　前顶　涌泉　丝竹空　神阙一壮　鸠尾三壮

风劳：曲泉　膀胱俞七壮

风疰：百会二壮　肝俞三壮　脾俞三壮　肾俞年为壮　膀胱俞

风眩：临泣　阳谷　腕骨　申脉

中风痛：临泣　百会　肩井　肩髃　曲池　天井　间使　内关　合谷　风市　三里　解溪　昆仑　照海

暗哑：支沟　复溜　间使　合谷　鱼际　灵道　阴谷　然谷　通谷

口噤不开：颊车　承浆　合谷

凡患风痫疾，发则僵仆在地：灸风池　百会

黄帝灸法：疗中风眼戴上，及不能语者，灸第三椎并五椎上，各七壮，同灸，炷如半枣核大。

伤寒门

身热头疼：攒竹　大陵　神门　合谷　鱼际　中渚　液门　少泽　委中　太白

洒淅恶寒，寒栗鼓颔：鱼际

身热：陷谷　吕细足寒至膝，乃出针　三里　复溜　侠溪　公孙　太白　委中　涌泉

寒热：风池　少海　鱼际　少冲　合谷　复溜　临泣　太白

伤寒汗不出：风池　鱼际　经渠各泻　二间

过经不解：期门

余热不尽：曲池　三里　合谷

腹胀：三里　内庭

阴症伤寒：灸神阙二三百壮

大热：曲池　三里　复溜

呕哕：百会　曲泽　间使　劳宫　商丘

腹寒热气：少冲　商丘　太冲　行间　三阴交　隐白　阴陵泉三壮

发狂：百劳　间使　合谷　复溜俱灸

不省人事：中渚　三里　大敦

秘塞：照海　章门

小便不通：阴谷　阴陵泉

痰喘咳嗽门

咳嗽：列缺　经渠　尺泽　鱼际　少泽　前谷
三里　解溪　昆仑　肺俞百壮　膻中七壮

咳嗽饮水：太渊

引两胁痛：肝俞

引尻痛：鱼际

咳血：列缺　三里　肺俞　百劳　乳根　风门
肝俞

唾血内损：鱼际泻　尺泽补　间使　神门　太渊
劳宫　曲泉　太溪　然谷　太冲　肺俞百壮　肝俞
三壮　脾俞二壮

唾血振寒：太溪　三里　列缺　太渊

呕血：曲泽　神门　鱼际

呕脓：膻中

唾浊：尺泽　间使　列缺　少商

呕食不化：太白

呕吐：曲泽　通里　劳宫　阳陵　太溪　照海
太冲　大都　隐白　通谷　胃俞　肺俞

呕逆：大陵

呕哕：太渊

喘呕欠伸：经渠

上喘：曲泽　大陵　神门　鱼际　三间　商阳
解溪　昆仑　膻中　肺俞

数欠而喘：太渊

咳喘隔食：膈俞

喘满：三间　商阳

肺胀膨膨，气抢胁下热满痛：阴都灸　太渊
肺俞

喘息不能行：中脘　期门　上廉

诸虚百损，五劳七伤，失精劳症：肩井　大椎
膏肓　脾俞　胃俞　肺俞　下脘　三里

传尸骨蒸，肺痿：膏肓　肺俞　四花穴

干呕：间使三十壮　胆俞　通谷　隐白　灸乳下一寸半。

噫气：神门　太渊　少商　劳宫　太溪　陷谷　太白　大敦

痰涎：阴谷　然谷　复溜

结积留饮：膈俞五壮　通谷灸

诸般积聚门

气块冷气，一切气疾：气海

心气痛连胁：百会　上脘　支沟　大陵　三里

结气上喘，及伏梁气：中脘

心下如杯：中脘　百会

胁下积气：期门

贲豚气：章门　期门　中脘　巨阙　气海百壮

气逆：尺泽　商丘　太白　三阴交

喘逆：神门　阴陵泉　昆仑　足临泣

噫气上逆：太渊　神门

咳逆：支沟　前谷　大陵　曲泉　三里　陷谷

然谷　行间　临泣　肺俞

咳逆无所出者：先取三里　后取太白　肝俞
太渊　鱼际　太溪　窍阴

咳逆振寒：少商　天突灸三壮

久病咳：少商　天柱灸三壮

厥气冲腹：解溪　天突

短气：大陵　尺泽

少气：间使　神门　大陵　少冲　三里　下廉
行间　然谷　至阴　肺俞　气海

欠气：通里　内庭

诸积：三里　阴谷　解溪　通谷　上脘　肺俞
膈俞　脾俞　三焦俞

腹中气块：块头上一穴，针二寸半，灸二七壮；
块中穴，针三寸，灸三七壮；块尾一穴，针三寸半，
灸七壮。

胸腹膨胀气喘：合谷　三里　期门　乳根

灸哮法：天突　尾闾骨尖　又背上一穴，其法：
以线一条套颈上，垂下至鸠尾尖上截断，牵往后脊
骨上，线头尽处是穴，灸七壮，其效不可言。

腹痛胀满门

腹痛：内关　三里　阴谷　阴陵泉　复溜　太溪
昆仑　陷谷　行间　太白　中脘　气海　膈俞　脾俞
肾俞

食不下：内关　鱼际　三里

小腹急痛不可忍及小肠气，外肾吊，疝气，诸
气痛，心痛：灸足大指次指下中节横纹当中，灸五
壮，男左女右，极妙。二足皆灸亦可。

小腹胀痛：气海

绕脐痛：水分　神阙　气海

小腹痛：阴市　承山　下廉　复溜　中封　大敦
小海　关元　肾俞随年壮

夹脐痛：上廉

脐痛：曲泉　中封　水分

引腰痛：太冲　太白

腹满：少商　阴市　三里　曲泉　昆仑　商丘
通谷　太白　大都　隐白　陷谷　行间

腹胁满：阳陵泉　三里　上廉

心腹胀满：绝骨　内庭

小腹胀满痛：中封　然谷　内庭　大敦

腹胀：尺泽　阴市　三里　曲泉　阴谷　阴陵泉
商丘　公孙　内庭　太溪　太白　厉兑　隐白　膈俞
肾俞　中脘　大肠俞

胀而胃痛：膈俞

腹坚大：三里　阴陵泉　丘墟　解溪　冲阳　期
门　水分　神阙　膀胱俞

寒热坚大：冲阳

鼓胀：复溜　中封　公孙　太白　水分　三
阴交

腹寒不食：阴陵泉灸

痰癖腹寒：三阴交

腹鸣寒热：复溜

胃腹膨胀，气鸣：合谷　三里　期门

心脾胃门

心痛：曲泽　间使　内关　大陵　神门　太渊
太溪　通谷　心俞百壮　巨阙七壮

心痛食不化：中脘

胃脘痛：太渊　鱼际　三里　两乳下各一寸，
各三十壮　膈俞　胃俞　肾俞随年壮

心烦：神门　阳溪　鱼际　腕骨　少商　解溪
公孙　太白　至阴

烦渴心热：曲泽

心烦怔忡：鱼际

卒心疼不可忍，吐冷酸水：灸足大指次指内纹
中，各一壮，炷如小麦大，立愈。

思虑过多，无心力，忘前失后：灸百会

心风：心俞灸　中脘

烦闷：腕骨

虚烦口干：肺俞

烦闷不卧：太渊　公孙　隐白　肺俞　阴陵

泉　三阴交

烦心谵噫：少商　太溪　陷谷

心痹悲恐：神门　大陵　鱼际

懈惰：照海

心惊恐：曲泽　天井　灵道　神门　大陵　鱼际
二间　液门　少冲　百会　厉兑　通谷　巨阙　章门

嗜卧：百会　天井　三间　二间　太溪　照海
厉兑　肝俞

嗜卧不言：膈俞

不得卧：太渊　公孙　隐白　肺俞　阴陵
泉　三阴交

支满不食：肺俞

振寒不食：冲阳

胃热不食：下廉

胃胀不食：水分

心恍惚：天井　巨阙　心俞

心喜笑：阳溪　阳谷　神门　大陵　列缺　鱼际
劳宫　复溜　肺俞

胃痛：太渊　鱼际　三里　肾俞　肺俞　胃俞

两乳下各一寸，各二十一壮

翻胃：先取下脘　后取三里泻　胃俞　膈俞百壮
中脘　脾俞

噎食不下：劳宫　少商　太白　公孙　三里
中魁在中指第二节尖　膈俞　心俞　胃俞　三焦俞
中脘　大肠俞

不能食：少商　三里　然谷　膈俞　胃俞　大
肠俞

不嗜食：中封　然谷　内庭　厉兑　隐白　阴
陵泉　肺俞　脾俞　胃俞　小肠俞

食气，饮食闻食臭：百会　少商　三里灸
膻中

食多身瘦：脾俞　胃俞

脾寒：三间　中渚　液门　合谷　商丘　三阴交
中封　照海　陷谷　太溪　至阴　腰俞

胃热：悬钟

胃寒有痰：膈俞

脾虚腹胀谷不消：三里

脾病溏泄：三阴交

脾虚不便：商丘　三阴交三十壮

胆虚呕逆，热，上气：气海

心邪癫狂门

心邪癫狂：攒竹　尺泽　间使　阳溪

癫狂：曲池七壮　小海　少海　间使　阳溪
阳谷　大陵　合谷　鱼际　腕骨　神门　液门　冲阳
行间　京骨以上俱灸　肺俞百壮

癫痫：攒竹　天井　小海　神门　金门　商丘
行间　通谷　心俞百壮　后溪　鬼眼穴

鬼击：间使　支沟

癫疾：上星　百会　风池　曲池　尺泽　阳溪
腕骨　解溪　后溪　申脉　昆仑　商丘　然谷　通
谷　承山针三分，速出，灸百壮

狂言：太渊　阳溪　下廉　昆仑

狂言不乐：大陵

多言：百会

癫狂，言语不择尊卑：灸唇里中央肉弦上一壮，炷如小麦大；又用钢刀割断更佳。

狂言数回顾：阳谷　液门

喜笑：水沟　列缺　阳溪　大陵

喜哭：百会　水沟

目妄视：风府

鬼邪：间使　仍针后十三穴穴详见九卷

见鬼：阳溪

魇梦：商丘

中恶不省：水沟　中脘　气海

不省人事：三里　大敦

发狂：少海　间使　神门　合谷　后溪　复溜
丝竹空

狂走：风府　阳谷

狐魅神邪迷附癫狂：以两手　两足大拇指，用
绳缚定，艾炷着四处尽灸，一处灸不到，其疾不愈，
灸三壮即鬼眼穴。小儿胎痫　奶痫　惊痫，亦依此
法灸一壮，炷如小麦大。

卒狂：间使　后溪　合谷

瘛疭指掣：哑门　阳谷　腕骨　带脉　劳宫

呆痴：神门　少商　涌泉　心俞

发狂，登高而歌，弃衣而走：神门　后溪　冲阳

瘛惊：百会　解溪

暴惊：下廉

癫疾：前谷　后溪　水沟　解溪　金门　申脉

霍乱门

霍乱：阴陵　承山　解溪　太白

霍乱吐泻：关冲　支沟　尺泽　三里　太白
先取太溪，后取太仓

霍乱呕吐转筋：支沟

逆数：关冲　阴陵泉　承山　阳辅　太白　大都
中封　解溪　丘墟　公孙

疟疾门

疟疾：百会　经渠　前谷

温疟：中脘　大椎

痎疟：腰俞

疟疾发寒热：合谷　液门　商阳

痎疟寒热：后溪　合谷

疟疾振寒：上星　丘墟　陷谷

头痛：腕骨

寒疟：三间

心烦：神门

久疟不食：公孙　内庭　厉兑

久疟：中渚　商阳　丘墟

热多寒少：间使　三里

脾寒发疟：大椎　间使　乳根

肿胀门 附：红疸、黄疸

浑身浮肿：曲池　合谷　三里　内庭　行间　三阴交

水肿：列缺　腕骨　合谷　间使　阳陵泉　阴谷　三里　曲泉　解溪　陷谷　复溜　公孙　厉兑　冲阳

阴陵泉　胃俞　水分　神阙

　　四肢浮肿：曲池　通里　合谷　中渚　液门
三里　三阴交

　　风浮身肿：解溪

　　肿水气胀满：复溜　神阙

　　腹胀胁满：阴陵泉

　　遍身肿满，食不化：肾俞百壮

　　鼓胀：复溜　公孙　中封　太白　水分

　　消瘅：太溪

　　伤饱身黄：章门

　　红疸：百会　曲池　合谷　三里　委中

　　黄疸：百劳　腕骨　三里　涌泉　中脘　膏肓
大陵　劳宫　太溪　中封　然谷　太冲　复溜
脾俞

汗　门

　　多汗：先泻合谷，次补复溜
　　少汗：先补合谷，次泻复溜

自汗：曲池　列缺　少商　昆仑　冲阳　然谷
大敦　涌泉

无汗：上星　哑门　风府　风池　支沟　经渠
大陵　阳谷　腕骨　然骨　中渚　液门　鱼际　合谷
中冲　少商　商阳　大都　委中　陷谷　厉兑　侠溪

汗不出：曲泽　鱼际　少泽　上星　曲泉　复溜
昆仑　侠溪　窍阴

痹厥门

风痹：尺泽　阳辅

积痹痰痹：膈俞

寒厥：太渊　液门

痿厥：丘墟

尸厥如死，及不知人事：灸厉兑三壮

身寒痹：曲池　列缺　环跳　风市　委中　商丘
中封　临泣

逆厥：阳辅　临泣　章门。如脉绝，灸间使，
或针复溜

尸厥：列缺　中冲　金门　大都　内庭　厉兑　隐白　大敦

四肢厥：尺泽　小海　支沟　前谷　三里　三阴交　曲泉　照海　太溪　内庭　行间　大都

肠痔大便门

肠鸣：三里　陷谷　公孙　太白　章门　三阴交　水分　神阙　胃俞　三焦俞

肠鸣而泻：神阙　水分　三间

食泄：上廉　下廉

暴泄：隐白

洞泄：肾俞

溏泄：太冲　神阙　三阴交

泄不止：神阙

出泄不觉：中脘

痢疾：曲泉　太溪　太冲　丹田　脾俞　小肠俞

便血：承山　复溜　太冲　太白

大便不禁：丹田　大肠俞

大便不通：承山　太溪　照海　太冲　小肠俞
太白　章门　膀胱俞

大便下重：承山　解溪　太白　带脉

闭塞：照海　太白　章门

泄泻：曲泉　阴陵泉　然谷　束骨　隐白　三焦俞
中脘　天枢　脾俞　肾俞　大肠俞

五痔：委中　承山　飞扬　阳辅　复溜　太冲
侠溪　气海　会阴　长强

肠风：尾闾骨尽处，灸百壮即愈。

大小便不通：胃脘灸三百壮

肠癖痛：太白　陷谷　大肠俞

脱肛：百会　尾闾七壮　脐中随年壮

血痔泄，腹痛：承山　复溜

痔疾，骨疽蚀：承山　商丘

久痔：二白在掌后四寸　承山　长强

阴疝小便门

寒疝腹痛：阴市　太溪　肝俞

疝瘕：阴跷此二穴，在足内踝下陷中。主卒疝，小腹疼痛。左取右，右取左，灸三壮。女人月水不调，亦灸

卒疝：丘墟　大敦　阴市　照海

㿗疝：曲泉　中封　太冲　商丘

疝癖小腹下痛：太溪　三里　阴陵泉　曲泉　脾俞　三阴交

疝瘕：阴陵泉　太溪　丘墟　照海

肠澼，癀疝，小肠痛：通谷灸百壮　束骨　大肠俞

偏坠木肾：归来　大敦　三阴交

阴疝：太冲　大敦

疝癖膀胱小肠：燔针刺五枢　气海　三里　三阴交　气门百壮

阴肾偏大，小便数，或阴入腹：大敦

阴肿：曲泉　太溪　大敦　肾俞　三阴交

阴茎痛：阴陵泉　　曲泉　行间　太冲　阴谷　三阴交　大敦　太溪　肾俞　中极

阴茎痛，阴汗湿：太溪　鱼际　中极　三阴交

转胞不溺，淋沥：关元

肾脏虚冷，日渐羸瘦，劳伤，阴疼凛凛，少气遗精：肾俞

遗精白浊：肾俞　关元　三阴交

梦遗失精：曲泉百壮　中封　太冲　至阴　膈俞脾俞　三阴交　肾俞　关元　三焦俞

寒热气淋：阴陵泉

淋癃：曲泉　然谷　阴陵泉　行间　大敦　小肠俞　涌泉　气门百壮

小便黄赤：阴谷　太溪　肾俞　气海　膀胱俞关元

小便五色：委中　前谷

小便不禁：承浆　阴陵泉　委中　太冲　膀胱俞　大敦

小便赤如血：大陵　关元

妇人胞转，不利小便：灸关元二七壮

遗溺：神门　鱼际　太冲　大敦　关元

阴痿丸骞：阴谷　阴交　然谷　中封　大敦

阴挺出：太冲　少府　照海　曲泉

疝气偏坠：以小绳量患人口两角，为一分，作三折，成三角，如△样，以一角安脐心，两角在脐下两旁，尽处是穴。患左灸右，患右灸左，二七壮立愈。二穴俱灸亦可。

膀胱气攻两胁脐下，阴肾入腹：灸脐下六寸，两旁各一寸，炷如小麦大。患左灸右，患右灸左。

头面门

头痛：百会　上星　风府　风池　攒竹　丝竹空　小海　阳溪　大陵　后溪　合谷　腕骨　中冲　中渚　昆仑　阳陵泉

头强痛：颊车　风池　肩井　少海　后溪　前谷

头偏痛：头维

脑泻：囟会　通谷

头风：上星　前顶　百会　阳谷　合谷　关冲　昆仑　侠溪

脑痛：上星　风池　脑空　天柱　少海　头风

面目赤：通里　解溪

头风牵引脑顶痛：上星　百会　合谷

偏正头风：百会　前顶　神庭　上星　丝竹空　风池　合谷　攒竹　头维

醉后头风：印堂　攒竹　三里

头风眩晕：合谷　丰隆　解溪　风池。垂手着两腿，灸虎口内。

面肿：水沟　上星　攒竹　支沟　间使　中渚　液门　解溪　行间　厉兑　谚语　天牖　风池

面痒肿：迎香　合谷

头项俱痛：百会　后顶　合谷

头风冷泪出：攒竹　合谷

头痛项强，重不能举，脊反折，不能回顾：承浆先泻后补　风府

脑昏目赤：攒竹

头旋：目窗　百会　申脉　至阴　络却

面肿项强，鼻生息肉：承浆三分，推上复下

头肿：上星　前顶　大陵出血　公孙

颊肿：颊车

颐颔肿：阳谷　腕骨　前谷　商阳　丘墟　侠溪
手三里

风动如虫行：迎香

颈项强急：风府

头目浮肿：目窗　陷谷

眼睑𥆧动：头维　攒竹

脑风而疼：少海

头重身热：肾俞

眉棱痛：肝俞

毛发焦脱：下廉

面浮肿：厉兑

面肿：灸水分

头目眩疼，皮肿生白屑：灸囟会

咽喉门

喉痹：颊车　合谷　少商　尺泽　经渠　阳溪
大陵　二间　前谷

鼓颔：少商

咽中如梗：间使　三间

咽肿：中渚　太溪

咽外肿：液门

咽食不下：灸膻中

咽中闭：曲池　合谷

咽喉肿痛，闭塞，水粒不下：合谷　少商　兼
以三棱针刺手大指背，头节上甲根下，排刺三针。

双蛾：玉液　金津　少商

单蛾：少商　合谷　廉泉

咽喉肿闭甚者：以细三棱针藏于笔尖中，戏言
以没药调点肿痹处，乃刺之。否则病人恐惧，不能
愈疾。

咽痛：风府

耳目门

耳鸣：百会　听宫　听会　耳门　络却　阳溪
阳谷　前谷　后溪　腕骨　中渚　液门　商阳　肾俞

聤生疮，有脓汁：耳门　翳风　合谷

重听无所闻：耳门　风池　侠溪　翳风　听会
听宫

目赤：目窗　大陵　合谷　液门　上星　攒竹
丝竹空

目风赤烂：阳谷

赤翳：攒竹　后溪　液门

目赤肤翳：太渊　侠溪　攒竹　风池

目翳膜：合谷　临泣　角孙　液门　后溪　中渚
睛明

白翳：临泣　肝俞

睛痛：内庭　上星

冷泪：睛明　临泣　风池　腕骨

迎风有泪：头维　睛明　临泣　风池

目泪出：临泣 百会 液门 后溪 前谷 肝俞

风生卒生翳膜，两目疼痛不可忍者：睛明 手中指本节间尖上三壮。

眼睫毛倒：丝竹空

青盲无所见：肝俞 商阳左取右，右取左

目眦急痛：三间

目昏：头维 攒竹 睛明 目窗 百会 风府 风池 合谷 肝俞 肾俞 丝竹空

目眩：临泣 风府 风池 阳谷 中渚 液门 鱼际 丝竹空

目痛：阳溪 二间 大陵 三间 前谷 上星

风目眶烂，风泪出：头维 颧髎

眼痒眼疼：光明泻 五会

目生翳：肝俞 命门 瞳子髎在目外眦五分，得气乃泻 合谷 商阳

小儿雀目，夜不见物：灸手大指甲后一寸，内廉横纹头白肉际，各一壮。

鼻口门

鼻有息肉：迎香

衄血：风府　曲池　合谷　三间　二间　后溪
前谷　委中　申脉　昆仑　厉兑　上星　隐白

衄衄：风府　二间　迎香

鼻塞：上星　临泣　百会　前谷　厉兑　合谷
迎香

鼻流清涕：人中　上星　风府

脑泻，鼻中臭涕出：曲差　上星

鼻衄：上星灸二七壮　绝骨　囟会。又一法：
灸项后发际两筋间宛宛中。

久病流涕不禁：百会灸

口干：尺泽　曲泽　大陵　二间　少商　商阳

咽干：太渊　鱼际

消渴：水沟　承浆　金津　玉液　曲池　劳宫
太冲　行间　商丘　然谷　隐白百日以上者，切不
可灸

唇干有涎：下廉

舌干涎出：复溜

唇干饮不下：三间　少商

唇动如虫行：水沟

唇肿：迎香

口㖞眼㖞：颊车　水沟　列缺　太渊　合谷
二间　地仓　丝竹空

口噤：颊车　支沟　外关　列缺　内庭　厉兑

失音不语：间使　支沟　灵道　鱼际　合谷
阴谷　复溜　然谷

舌缓：太渊　合谷　冲阳　内庭　昆仑　三阴交
风府

舌强：哑门　少商　鱼际　二间　中冲　阴谷
然谷

舌黄：鱼际

齿寒：少海

齿痛：商阳

齿龋恶风：合谷　厉兑

齿龋：少海　小海　阳谷　合谷　液门　二间

内庭　厉兑

龈痛：角孙　小海

舌齿腐：承浆　劳宫各一壮

牙疼：曲池　少海　阳谷　阳溪　二间　液门
颊车　内庭　吕细在内踝骨尖上，灸二七壮

上牙疼：人中　太渊　吕细　灸臂上起肉中
五壮。

下牙疼：龙玄在侧腕交叉脉　承浆　合谷　腕
上五寸，两筋中间，灸五壮。

不能嚼物：角孙

牙疳蚀烂，生疮：承浆壮如小箸头大，灸七壮

胸背胁门

胸满：经渠　阳溪　后溪　三间　间使　阳陵泉
三里　曲泉　足临泣

胸痹：太渊

胸膊闷：肩井

胸胁痛：天井　支沟　间使　大陵　三里　太白

丘墟　阳辅

　　胸中澹澹：间使

　　胸满支肿：内关　膈俞

　　胸胁满引腹：下廉　丘墟　侠溪　肾俞

　　胸烦：期门

　　胸中寒：膻中

　　肩背酸疼：风门　肩井　中渚　支沟　后溪
腕骨　委中

　　心胸痛：曲泽　内关　大陵

　　胸满血膨有积块，霍乱肠鸣，善噫：三里　期
门向外刺二寸，不补不泻

　　胁满：章门

　　胁痛：阳谷　腕骨　支沟　膈俞　申脉

　　缺盆肿：太渊　商阳　足临泣

　　胁与脊引：肝俞

　　背膊项急：大椎

　　腰背强直，不能动侧：腰俞　肺俞

　　腰脊痛楚：委中　复溜

　　腰背伛偻：风池　肺俞

背拘急：经渠

肩背相引：二间　商阳　委中　昆仑

偏胁背痛痹：鱼际　委中

背痛：经渠　丘墟　鱼际　昆仑　京骨

脊膂强痛：委中

腰背牵疼难转：天牖　风池　合谷　昆仑

脊内牵疼不能屈伸：合谷　复溜　昆仑

脊强浑身痛，不能转侧：哑门

胸连胁痛：期门先针　章门　丘墟　行间
涌泉

肩痹痛：肩髃　天井　曲池　阳谷　关冲

手足腰腋门

手臂痛不能举：曲池　尺泽　肩髃　三里　少海
太渊　阳池　阳溪　阳谷　前谷　合谷　液门　外关
腕骨

臂寒：尺泽　神门

臂内廉痛：太渊

臂腕侧痛：阳谷

手腕动摇：曲泽

腋痛：少海　间使　少府　阳辅　丘墟　足临泣
申脉

肘劳：天井　曲池　间使　阳溪　中渚　阳谷
大渊　腕骨　列缺　液门

手腕无力：列缺

肘臂痛：肩髃　曲池　通里　手三里

肘挛：尺泽　肩髃　小海　间使　大陵　后溪
鱼际

肩臂酸重：支沟　肘臂

手指不能屈：曲池　三里　外关　中渚

手臂麻木不仁：天井　曲池　外关　经渠　支沟
阳溪　腕骨　上廉　合谷

手臂冷痛：肩井　曲池　下廉

手指拘挛筋紧：曲池　阳谷　合谷

手热：劳宫　曲池　曲泽　内关　列缺　经渠
太渊　中冲　少冲

手臂红肿：曲池　通里　中渚　合谷　手三里

液门

风痹肘挛不举：尺泽　曲池　合谷

两手拘挛，偏风瘾疹，喉痹，胸胁填满，筋缓手臂无力，皮肤枯燥：曲池先泻后补　肩髃　手三里

肩膊烦疼：肩髃　肩井　曲池

五指皆疼：外关

手挛指痛：少商

掌中热：列缺　经渠　太渊

腋肘肿：尺泽　小海　间使　大陵

腋下肿：阳辅　丘墟　足临泣

腰痛：肩井　环跳　阴市　三里　委中　承山　阳辅　昆仑　腰俞　肾俞

两腿如冰：阴市

挫闪腰疼，胁肋痛：尺泽　曲池　合谷　手三里　阴陵泉　阴交　行间　足三里

腰疼难动：风市　委中　行间

腰脊强痛：腰俞　委中　涌泉　小肠俞　膀胱俞

腰脚痛：环跳　风市　阴市　委中　承山　昆仑　申脉

股膝内痛：委中　三里　三阴交

腿膝酸疼：环跳　阳陵泉　丘墟

脚膝痛：委中　三里　曲泉　阳陵泉　风市　昆仑　解溪

膝胻股肿：委中　三里　阳辅　解溪　承山

腰如坐水：阳辅

足痿不收：复溜

风痹，脚胻麻木：环跳　风市

足麻痹：环跳　阴陵泉　阳辅　太溪　至阴

脚气：肩井　膝眼　风市　三里　承山　太冲　丘墟　行间

髀枢痛：环跳　阳陵泉　丘墟

足寒热：三里　委中　阳陵泉　复溜　然谷　行间　中封　大都　隐白

脚肿：承山　昆仑　然谷　委中　下廉　髋骨　风市

足寒如冰：肾俞

浑身战掉，腨酸：承山　金门

足腨寒：复溜　申脉　厉兑

足挛：肾俞　阳陵泉　阳辅　绝骨

诸节皆痛：阳辅

腨肿：承山　昆仑

足缓：阳陵泉　冲阳　太冲　丘墟

脚弱：委中　三里　承山

两膝红肿疼痛：膝关　委中　三里　阴市

穿跟草鞋风：昆仑　丘墟　商丘　照海

足不能行：三里　曲泉　委中　阳辅　三阴交
复溜　冲阳　然谷　申脉　行间　脾俞

脚腕酸：委中　昆仑

足心疼：昆仑

脚筋短急，足沉重，鹤膝历节风肿，恶风发，
不能起床：风市

腰痛不能久立，腿膝胫酸重，及四肢不举：
附阳

腰重痛不可忍，及转侧起卧不便，冷痹，脚筋
挛急，不得屈伸：灸两脚曲䐐两纹头四处各三壮，

一同灸，用两人两边同吹，至火灭。若午时灸了，至晚，或脏腑鸣，或行一二次，其疾立愈。

腰痛不能举：仆参二穴，在跟骨下陷中，拱足取之，灸三壮

膝以上病：灸环跳　风市

膝以下病：灸犊鼻　膝关　三里　阳陵泉

足踝以上病：灸三阴交　绝骨　昆仑

足踝以下病：灸照海　申脉

腿痛：髋骨

脚气：一风市百壮或五十壮　二伏兔针三分，禁灸　三犊鼻五十壮　四膝眼　五三里百壮　六上廉　七下廉百壮　八绝骨

脚转筋，发时不可忍者：脚踝上一壮，内筋急灸内，外筋急灸外。

脚转筋多年不愈，诸药不效者：灸承山二七壮

妇人门

月脉不调：气海　中极　带脉一壮　肾俞　三

阴交

月事不利：足临泣　三阴交　中极

过时不止：隐白

下经若冷，来无定时：关元

女人漏下不止：太冲　三阴交

血崩：气海　大敦　阴谷　太冲　然谷　三阴交
中极

瘕聚：关元

赤白带下：带脉　关元　气海　三阴交　白环俞
间使三十壮

小腹坚：带脉

绝子：商丘　中极

因产恶露不止：气海　关元

产后诸病：期门

乳痛：下廉　三里　侠溪　鱼际　委中　足临泣
少泽

乳肿痛：足临泣

难产：合谷补　三阴交泻　太冲

横生死胎：太冲　合谷　三阴交

横生手先出：右足小指尖灸三壮，立产，炷如小麦大

子上逼心，气闷欲绝：巨阙　合谷补　三阴交泻
如子手搯母心，生下男左女右手心有针痕可验；不然，在人中或脑后有针痕。

产后血晕不识人：支沟　三里　三阴交

坠胎后，手足如冰，厥逆：肩井五分，若觉闷乱，急补三里

胎衣不下：中极　肩井

阴挺出：曲泉　照海　大敦

无乳：膻中灸　少泽补，此二穴神效。

血块：曲泉　复溜　三里　气海　丹田　三阴交

妇人经事正行，与男子交，日渐羸瘦，寒热往来，精血相竞：百劳　肾俞　风门　中极　气海　三阴交。若以前症，作虚劳治者，非也。

女子月事不来，面黄干呕，妊娠不成：曲池　支沟　三里　三阴交

经脉过多：通里　行间　三阴交

欲断产：灸右足内踝上一寸　合谷。又一法：灸脐下二寸三分，三壮，肩井。

一切冷惫：灸关元

不时漏下：三阴交

月水不调，因结成块：针间使

小儿门

大小五痫：水沟　百会　神门　金门　昆仑巨阙

惊风：腕骨

瘛疭，五指掣：阳谷　腕骨　昆仑

摇头张口，反折：金门

风痫，目戴上：百会　昆仑　丝竹空

脱肛：百会　长强

卒疝：太冲

角弓反张：百会

泻痢：神阙

赤游风：百会　委中

秋深冷痢：灸脐下二寸及三寸动脉中

吐乳：灸中庭在膻中下一寸六分

卒痫及猪痫：巨阙灸三壮

口有疮蚀龈，臭秽气冲人：灸劳宫二穴，各一壮。

卒患腹痛，肚皮青黑：灸脐四边各半寸，三壮；鸠尾骨下一寸，三壮。

惊痫：顶上旋毛中灸三壮　耳后青络灸三壮，炷如小麦大

风痫，手指屈如数物者：鼻上发际宛宛中灸三壮

二三岁两目眦赤：大指次指间后一寸五分灸三壮

囟门不合：脐上、脐下各五分二穴各三壮，灸疮未发，囟门先合

夜啼：灸百会三壮

肾胀偏坠：关元灸三壮　大敦七壮

猪痫如尸厥，吐沫：巨阙三壮

食痫先寒热，洒淅乃发：鸠尾上五分三壮

羊痫：九椎下节间灸三壮　　又法：大椎三壮

牛痫：鸠尾三壮　　又法：鸠尾　大椎各三壮

马痫：仆参二穴，各三壮　　又法：风府　脐中各三壮

犬痫：两手心　足太阳　肋户各一壮

鸡痫：足诸阳各三壮

牙疳蚀烂：承浆针灸皆可

遍身生疮：曲池　合谷　三里　绝骨　膝眼

腋肿，马刀疡：阳辅　太冲

热风瘾疹：肩髃　曲池　曲泽　环跳　合谷涌泉

疡肿振寒：少海

疥癣疮：曲池　支沟　阳溪　阳谷　大陵　合谷后溪　委中　三里　阳辅　昆仑　行间　三阴交　百虫窠

疮毒门

疔疮生面上与口角：灸合谷

疔疮生手上：曲池灸

疔疮生背上：肩井　三里　委中　临泣　行间　通里　少海　太冲

瘰疬：少海先针皮上，候三十六息，推针入内，须定浅深，追核大小，勿出核，三十二下，乃出针　天池　章门　临泣　支沟　阳辅灸百壮　肩井随年壮　手三里

痈疽发背：肩井　委中　又以蒜片贴疮上灸之，如不疼，灸至疼；如疼，灸至不疼，愈多愈好。

溺水死者，经宿可救：即解死人衣带，灸脐中。

狂犬咬伤人：即灸咬处疮上

蛇咬伤人：灸伤处三壮，仍以蒜片贴咬处，灸蒜上。

人脉微细不见，或有或无：宜于少阴经复溜穴上，用圆利针针至骨处，顺针下刺，候回阳脉，阳脉生时，方可出针。

痈疽疮毒：同杨氏骑竹马灸法。

续增治法 徐氏《聚英》《乾坤生意》

中风论 徐氏书

且夫中风者，有五不治也。开口、闭眼、撒屎、遗尿、喉中雷鸣，皆恶候也。且中风者，为百病之长，至其变化，各不同焉。或中于脏，或中于腑，或痰或气，或怒或喜，逐其隙而害成也。中于脏者，则令人不省人事，痰涎壅，喉中雷鸣，四肢瘫痪，不知疼痛，语言謇涩，故难治也。中于腑者，则令人半身不遂，口眼㖞斜，知痒痛，能言语，形色不变，故易治也。治之先审其症，而后刺之。其中五脏六腑形症各有名，先须察其源，而名其症，依标本刺之，无不效也。

一 肝中之状，无汗恶寒，其色青，名曰怒中。

二 心中之状，多汗怕惊，其色赤，名曰思虑中。

三 脾中之状，多汗身热，其色黄，名曰喜中。

四 肺中之状，多汗恶风，其色白，名曰气中。

五　肾中之状，多汗身冷，其色黑，名曰气劳中。

六　胃中之状，饮食不下，痰涎上壅，其色淡黄，名曰食后中。

七　胆中之状，目眼牵连，酣睡不惺，其色绿，名曰惊中。

初中风急救针法 《乾坤生意》

凡初中风跌倒，卒暴昏沉，痰涎壅滞，不省人事，牙关紧闭，药水不下，急以三棱针刺手十指十二井穴，当去恶血。又治一切暴死恶候，不省人事，及绞肠痧，乃起死回生妙诀。

少商二穴　商阳二穴　中冲二穴　关冲二穴　少冲二穴　少泽二穴

中风瘫痪针灸秘诀

中风口眼㖞斜：听会　颊车　地仓

凡㖞向左者，宜灸右；向右者，宜灸左，各灸陷中二七壮，艾炷如麦粒大，频频灸之，取尽风气，口眼正为度。

一法：以五寸长笔管，插入耳内，外以面塞四围竹管上头，以艾灸二七壮，右㖞灸左；左㖞灸右。

中风风邪入腑，以致手足不遂：百会　耳前发际　肩髃　曲池　风市　足三里　绝骨

凡觉手足麻痹，或疼痛良久，此风邪入腑之候，宜灸此七穴。病在左灸右，在右灸左，候风气轻减为度。

中风风邪入脏，以致气塞涎壅，不语昏危：百会　大椎　风池　肩井　曲池　足三里　间使

凡觉心中愦乱，神思不怡，或手足顽麻，此风邪入脏之候，速灸此七穴，各五七壮。如风势略可，凡遇春　秋二时，常灸此七穴，以泄风气；若素有风人，尤当留意。

中风鼻塞不闻，时流清涕，偏正头风，及生白屑，惊痫，目上视不识人：囟会灸

中风头皮肿，目眩虚，振寒热，目疼不能远视：上星针灸

中风风痫，瘈疭等症：印堂针灸

中风头项急，不能回顾：风府针

中风手不能举：阳池针灸

中风腕酸，不能屈伸，指疼不能握物：外关针灸

中风手弱不仁，拘挛不伸：手三里针灸

中风痰咳，肘挛，寒热惊痫：列缺针灸

中风惊怖，声音不出，肘腕酸疼：通里针灸

中风腰胯疼痛，不得转侧，腰胁相引：环跳针灸

中风转筋拘急，行步无力疼痛：昆仑针灸

中风脚腿麻木，冷痹冷痛：阳陵泉针灸

中风腰背拘急：委中针

中风脚膝疼痛，转筋拘急：承山针灸

治虚损五劳七伤紧要灸穴

陶道一穴，灸二七壮。身柱一穴，灸二七壮。

肺俞二穴，灸七七壮至百壮。膏肓二穴，灸三七壮至七七壮。

伤寒《聚英》

发热 风寒客于皮肤，阳气拂郁所致，此表热也。阳气下陷入阴分蒸熏，此里热也。

汗不出，凄凄恶寒：玉枕 大杼 肝俞 膈

俞　陶道

　　身热恶寒：后溪

　　身热汗出，足厥冷：大都

　　身热头痛，食不下：三焦俞

　　汗不出：合谷　后溪　阳池　厉兑　解溪
风池

　　身热而喘：三间

　　余热不尽：曲池

　　烦满汗不出：风池　命门

　　汗出寒热：五处　攒竹　上脘

　　烦心好呕：巨阙　商丘

　　身热头痛，汗不出：曲泉　神道　关元　悬颅

以上见《针经》。

　　六脉沉细，一息二三至：气海灸　关元灸

　　少阴发热：太溪灸

　　恶寒　有热恶寒者发于阳，无热恶寒者发于阴。

　　背恶寒口中和：关元灸

　　恶风　有汗为中风，伤卫；无汗恶风为寒，伤
荣。先刺风府、风池，后饮桂枝葛根汤。

胸胁满兼谵语邪气自表伤里，先胸胁，次入心：
期门

结胸　脏气闭而不流布也。按之痛，为小结；
不按自痛，为大结：**期门针　肺俞针**

妇人因血结胸，热入血室：**期门针**。又以黄连、
巴豆七粒作饼子，置脐中，以火灸之，得利为度。

咳逆　胸中气不交也，水火相搏而有声：**期
门针**

小腹满上为气，下为溺，当出不出积而为满，
或腹中急痛：刺委中，或夺命穴等处。

烦躁　邪气在里，烦为内不安，躁为外不安。

伤寒六七日，脉微，手足厥冷，烦躁：灸厥
阴俞

蓄血　热毒流于下而瘀血。少阴症下利，便脓
血。阳明症，下血谵语，必热入血室，头汗出：刺
期门。

呕吐　表邪传里，里气上逆也。口中和，脉微
涩弱：灸厥阴。

战栗　战者，正气胜；栗者，邪气胜，邪与正

争，心战而外栗，为病欲解也。

邪气内盛，正气大虚，心栗而鼓颔，身不战者，已而遂成寒逆者。灸鱼际。

四逆　四肢逆冷，积冷成寒，六腑气绝于外。

足胫寒逆，少阴也；身寒者，厥阴也：灸气海肾俞　肝俞

厥　手足逆冷，阳气伏陷，热气逆伏，而手足冷也，刺之。脉促而厥者，灸之。

郁冒　郁为气不舒，冒为神不清，即昏迷也。多虚极乘寒所致，或吐下使然。刺太阳、少阳井。病头痛，或冒闷如结胸状，刺大椎、肺俞、肝俞，慎不可汗。

自利　不经攻下自溏泄。脉微涩，呕而汗出，必更衣。反小者，当温上，灸之以消阴。小便吐利，手中不冷，反发热，脉不至，灸太溪。少阴下利，便脓血，刺之通用。

霍乱　上吐下利，挥霍撩乱，邪在中焦，胃气不治，阴阳乖隔，遂上吐下泄，躁扰烦乱也。或腹中痛绞刺：针委中。

腹痛　有实有虚，寒热，燥屎旧积，按之下痛为虚，痛为实，合灸；不灸，令病人冷结，久而弥困，刺委中。

阴毒阴症　阴病盛则微阳消于上，故沉重，四肢逆冷，脐腹筑痛，厥逆或冷，六脉沉细。灸关元、气海。

太阳、少阳并病　刺肺俞、肝俞。如头痛，刺大椎。

小便不利　邪畜于内，津液不行。阴寒甚，下闭者，灸之。阴症，小便不利，阴囊缩腹，痛欲死者：灸石门。

不仁　不柔和，痒痛寒热不知，正气为邪气闭伏，郁而不散，血气虚少故也。若越人诊虢太子尸厥，以郁冒不仁为可治，刺之而痊者，神医之诊也。设脉浮洪，汗如油，喘不休，体不仁，越人岂能治哉。

以上见刘氏《伤寒治例》。

杂病

风　大率主血虚气虚，火与湿多痰。

中风：神阙　风池　百会　曲池　翳风　风市　环跳　肩髃。皆可灸之以疏风，针之以导气。

寒　见伤寒。

阴寒及陷下脉绝者，宜灸之。

发热　有寒潮热，烦热，往来热。

热病汗不出：商阳　合谷　阳谷　侠溪　厉兑　劳宫　腕骨　以导气。

热无汗不止：陷谷　以泄热。

腹痛　有虚、实、寒、气滞、死血、积热、风湿、宿食、疮、痧、疝。

实痛宜泻：太冲　太白　太渊　大陵　三阴交

邪客经络，药不能及，宜灸：气海　关元　中脘

头痛　有风热、痰、湿、寒。真头疼，手足青至节，死不治。

灸，疏散寒，脉浮：刺腕骨　京骨；脉长：刺合谷　冲阳；脉弦：刺阳池　风府　风池

腰痛　有气虚、血虚、肾病、风湿、湿热、瘀、寒滞。

血滞于下：刺委中出血　灸肾俞　昆仑。又用附子尖、乌头尖、南星、麝香、雄黄、樟脑、丁香，炼蜜丸，姜汁化成膏，放手内烘热摩之。

胁痛　肝火盛，木气实，有死血瘀注，肝急。针丘墟　中渎

心痛　有风寒，气血虚，食积热。针太溪　然谷　尺泽　行间　建里　大都　太白　中脘　神门　涌泉

牙疼　主血热，胃口有热，风寒湿热，虫蛀。针合谷　内庭　浮白　阳白　三间

眼目　主肝气实，风热，痰热，血瘀热，血实气塞。针上星　百会　神庭　前顶　攒竹　丝竹空。痛者：针风池　合谷

大寒犯脑，连及目痛，或风湿相搏，有翳：灸二间　合谷

小儿疳眼：灸合谷二穴各一壮。

泻痢　气虚兼寒热食积，风邪，惊邪，热湿，阳气下陷，痰积，当分治，泻轻痢重。

陷下：灸脾俞　关元　肾俞　复溜　腹哀　长强　太溪　三里　气舍　中脘　大肠俞

白痢：灸大肠俞。

赤痢：灸小肠俞。

疟　有风暑、山岚瘴气、食、老疟、寒湿痹，五脏疟，五腑疟。针合谷　曲池　公孙　先针，后灸大椎第一节，三七壮。

咳嗽　有风、寒、火、劳、痰、肺胀、湿。灸天突　肺俞　肩井　少商　然谷　肝俞　期门　行间　廉泉　扶突　针曲泽出血立已　前谷

面赤热咳：针支沟。多睡：针三里。

吐衄血　身热是血虚，血温身热者，死不治。针隐白　脾俞　肝俞　上脘

下血　主肠风，多在胃与大肠。针隐白　灸三里

诸气　怒则气上，惊则气乱，恐则气下，劳则气散，悲则气消，喜则气缓，思则气结。针以导气。

淋　属热，热结，痰气不利，胞痹为寒，老人气虚。灸三阴交。

小水不禁：灸阳陵泉　阴陵泉

喉痹　针合谷　涌泉　天突　丰隆　初起旁灸

之，使外泄气。

头肿：针曲池。

诸疮

瘰疬：灸肩井　曲池　大迎

绿唇疮：刺唇去恶血。

疝　有因寒，因气，因湿热，痰积流下。针太冲
大敦　绝骨　灸大敦　三阴交　小腹下横纹斜尖，
灸一壮。

脚气　有湿热、食积、流注、风湿、寒湿。针
公孙　冲阳　灸足三里

痿　有湿热、有痰、有无血而虚、有气弱、
有瘀血。针中渎　环跳停针待气二时方可　灸三
里　肺俞

喘　有痰喘、气虚、阴虚。灸中府　云门　天府
华盖　肺俞

恶心　因痰、热、虚。灸胃俞　幽门　商丘
中府　石门　膈俞　阳关

膈噎　因血虚、气虚、热、痰火、血积、癖积。
针天突　石关　三里　胃俞　胃脘　膈俞　水分

气海　胃仓

水肿　皮水、正水、石水、风水，因气湿食。
针胃仓　合谷　石门　水沟　三里　复溜　曲泉
四满

臌胀　气胀，寒胀，脾虚中满。针上脘　三里
章门　阴谷　关元　期门　行间　脾俞　悬钟
承满

头眩　痰夹气，虚火动其痰。针上星　风池
天柱

痛风　风热，风湿，血虚有痰。针百会　环跳

肩臂痛　痰湿为主。灸肩髃　曲池

梦遗　专主湿热相交。灸中极　曲骨　膏肓
肾俞

痫　俱是痰火，不必分马牛六畜。灸百会　鸠尾
上脘　神门　阳跷昼发　阴跷夜发

癫　感天地间杀厉之气，声哑者难治。针委中
出血二三合。黑紫疙瘩上，亦去恶血。

以上见刘氏《杂病治例》。

疮疡

河间曰：凡疮疡须分经络部分，血气多少，腧穴远近。从背出者，当从太阳五穴选用：至阴、通谷、束骨、昆仑、委中。从鬓出者，当从少阳五穴选用：窍阴、侠溪、临泣、阳辅、阳陵泉。从髭出者，当从阳明五穴选用：厉兑、内庭、陷谷、冲阳、解溪。从胸出者：绝骨一穴。

《肠痈纂要》云：千金灸法，屈两肘，正肘头锐骨，灸百壮，下脓血而安。按河间《疮疡》止论足三阳，而手足三阴、三阳未备，学者当引伸触类。又查《医学入门》杂病歌：痈疽初起审其穴，只刺阳经不刺阴。录之以备通考。

卷之九

治症总要 杨氏

一论中风。但未中风时，一两月前，或三四个月前，不时足胫上发酸重麻，良久方解，此将中风之候也。便宜急灸三里、绝骨四处各三壮，后用生葱、薄荷、桃、柳叶，四味煎汤淋洗，灸令祛逐风气自疮口出。如春交夏时，夏交秋时，俱宜灸，常令二足有灸疮为妙。但人不信此法，饮食不节，色酒过度，卒忽中风，可于七处一齐俱灸各三壮，偏左灸右，偏右灸左，百会、耳前穴也。

［第一］阳症，中风不语，手足瘫痪者：合谷　肩髃　手三里　百会　肩井　风市　环跳　足三里　委中　阳陵泉先针无病手足，后针有病手足

［第二］阴症，中风，半身不遂，拘急，手足拘挛，此是阴症也。亦依治之，但先补后泻。

［第三］中暑不省人事：人中　合谷　内庭　百会

中极　气海

问曰：中暑当六、七月间有此症，或八、九月，十月亦有此症，从何而得？

答曰：此症非一，医者不省，当以六　七月有之，如何八、九、十月亦有之？皆因先感暑气，流入脾胃之中，串入经络，灌溉相并，或因怒气触动，或因过饮　恣欲伤体，或外感风，至八、九月方发，乃难治也。六、七月受病浅，风疾未盛，气血未竭，体气未衰，此为易治，复刺后穴：中冲　行间　曲池少泽

［第四］中风不省人事：人中　中冲　合谷

问曰：此病如何而来？以上穴法，针之不效，奈何？

答曰：针力不到，补泻不明，气血错乱，或去针速，故不效也，前穴未效，复刺后穴：哑门大敦

［第五］中风口禁不开：颊车　人中　百会　承浆合谷俱宜泻

问曰：此症前穴不效，何也？

答曰：此皆风痰灌注，气血错乱，阴阳不升降，致有此病，复刺后穴：廉泉　人中

[第六] 半身不遂，中风：绝骨　昆仑　合谷　肩髃　曲池　手三里　足三里

问曰：此症针后再发，何也？

答曰：针不知分寸，补泻不明，不分虚实，其症再发。再针前穴，复刺后穴：肩井　上廉　委中

[第七] 口眼㖞斜，中风：地仓　颊车　人中　合谷

问曰：此症用前穴针效，一月或半月复发，何也？

答曰：必是不禁房荣，不节饮食，复刺后穴，无不效也。听会　承浆　翳风

[第八] 中风，左瘫右痪：三里　阳溪　合谷　中渚　阳辅　昆仑　行间

问曰：数穴针之不效，何也？

答曰：风痰灌注经络，血气相搏，再受风寒湿气入内，凝滞不散，故刺不效，复刺后穴。先针无病手足，后针有病手足。风市　丘墟　阳陵泉

[第九] 正头大痛及脑顶痛：百会　合谷　上星

问曰：此症针后，一日、二日再发，甚于前，何也？

答曰：诸阳聚会头上，合用先补后泻，宜补多泻少，其病再发，愈重如前，法宜泻之，无不效也。复针后穴，真头痛，旦发夕死，夕发旦死，医者当用心救治，如不然，则难治。神庭　太阳

[第十] 偏正头风：风池　合谷　丝竹空

问曰：以上穴法，刺如不效，何也？

答曰：亦有痰饮停滞胸膈，贼风串入脑户，偏正头风，发来连臂内痛，或手足沉冷，久而不治，变为瘫痪，亦分阴阳针之。或针力不到，未效，可刺中脘，以疏其下疾，次针三里，泻去其风，后针前穴。中脘　三里　解溪

[第十一] 头风目眩：解溪　丰隆

问曰：此症刺效复发，何也？

答曰：此乃房事过多，醉饱不避风寒而卧，贼风串入经络，冷症再发，复针后穴：风池　上星　三里

[第十二] 头风顶痛：百会　后顶　合谷

问曰：头顶痛针入不效者，再有何穴可治？

答曰：头顶痛，乃阴阳不分，风邪串入脑户，刺故不效也。先取其痰，次取其风，自然有效。中脘　三里　风池　合谷

[第十三] 醉头风：攒竹　印堂　三里

问曰：此症前穴针之不效，何也？

答曰：此症有痰饮停于胃脘，口吐清涎，眩晕，或三日五日不省人事，不进饮食，名曰醉头风。先去其气，化痰调胃进食，然后去其风痛也。中脘　膻中　三里　风门

[第十四] 目生翳膜：睛明　合谷　四白

问曰：以上穴法，刺之不效，何也？

答曰：此症受病既深，未可一时便愈，须是二三次针之，方可有效。复刺后穴：太阳　光明　大骨空　小骨空

[第十五] 迎风冷泪：攒竹　大骨空　小骨空

问曰：此症缘何而得？

答曰：醉酒当风，或暴赤，或痛，不忌房事，恣

意好食，烧煎肉物；妇人多因产后不识回避，当风坐视，贼风串入眼目中，或经事交感，秽气冲上头目，亦成此症。复刺后穴：小骨空治男妇醉后当风　三阴交治妇人交感症　泪孔上米大艾七壮效　中指半指尖米大艾三壮

［第十六］目生内障：瞳子髎　合谷　临泣　睛明

问曰：此症从何而得？此数穴针之不效，何也？

答曰：怒气伤肝，血不就舍，肾水枯竭，气血耗散，临患之时，不能节约，恣意房事，用心过多，故得此症，亦难治疗。复针后穴：光明　天府　风池

［第十七］目患外瘴：小骨空　太阳　睛明　合谷

问曰：此症缘何而得？

答曰：头风灌注瞳仁，血气涌溢，上盛下虚，故有此病。刺前不效，复刺后穴二　三次方愈。临泣　攒竹　三里　内眦尖灸五壮，即眼头尖上

[第十八] 风沿眼红涩烂：睛明　四白　合谷　临泣　二间

问曰：针之不效，何也？

答曰：醉饱行房，血气凝滞，痒而不散，用手揩摸，贼风乘时串入，故得此症。刺前不效，复刺后穴：三里　光明

[第十九] 眼赤暴痛：合谷　三里　太阳　睛明

问曰：此症从何而得？

答曰：时气所作，血气壅滞，当风睡卧，饥饱劳役，故得此症。复刺后穴：太阳　攒竹　丝竹空

[第二十] 眼红肿痛：睛明　合谷　四白　临泣

问曰：此症从何而得？

答曰：皆因肾水受亏，心火上炎，肝不能制，心肝二血不能归元，血气上壅，灌注瞳仁，赤脉贯睛，故不散。复刺后穴：太溪　肾俞　行间　劳宫

[第二十一] 努肉侵睛：风池　睛明　合谷　太阳

问曰：此症从何而得？

答曰：或因伤寒未解，却有房室之事，上盛下

虚，气血上壅；或头风不早治，血贯瞳仁；或暴下赤痛；或因气伤肝，心火炎上，故不散也。及妇人产后，怒气所伤，产后未满，房事触动心肝二经，饮食不节，饥饱醉劳，皆有此症，非一时便可治疗，渐而为之，无不效也。复针后穴：风池　期门　行间　太阳

[第二十二] 怕日羞明：小骨空　合谷　攒竹　二间

问曰：此症缘何而得?

答曰：皆因暴痛未愈，在路迎风，串入眼中，血不就舍，肝不藏血，风毒贯入，睹灯光冷泪自出，见日影干涩疼痛，复针后穴：睛明　行间　光明

[第二十三] 鼻窒不闻香臭：迎香　上星　五处　禾髎

问曰：此症缘何而得? 针数穴皆不效。

答曰：皆因伤寒不解，毒气冲脑，或生鼻痔，脑中大热，故得此症。复刺后穴：水沟　风府　百劳　太渊

[第二十四] 鼻流清涕：上星　人中　风府

问曰：此症缘何而得？

答曰：皆因伤风不解，食肉饮酒太早，表里不解，咳嗽痰涎，及脑寒疼痛，故得此症。复针后穴：百会　风池　风门　百劳

[第二十五] 脑寒泻臭：上星　曲差　合谷

问曰：此症缘何而得？

答曰：皆因鼻衄不止，用药吹入脑户，毒气攻上脑顶，故流鼻臭也。复刺后穴：水沟　迎香

[第二十六] 鼻渊鼻痔：上星　风府

问曰：针此穴未效，复刺何穴？

答曰：更刺后穴：禾髎　风池　人中　百会百劳　风门

[第二十七] 鼻衄不止：合谷　上星　百劳　风府

问曰：此症缘何而得？出血不止。

答曰：血气上壅，阴阳不能升降，血不宿肝，肝主藏血，血热妄行，故血气不顺也。针前不效，复刺后穴：迎香　人中　印堂　京骨

[第二十八] 口内生疮：海泉　人中　承浆

合谷

问曰：此症缘何而得？

答曰：上盛下虚，心火上炎，脾胃俱败，故成此症。复刺后穴：金津　玉液　长强

[第二十九]口眼㖞斜：颊车　合谷　地仓　人中

问曰：此症从何而得？

答曰：醉后卧睡当风，贼风串入经络，痰饮流注，或因怒气伤肝，房事不节，故得此症。复刺后穴：承浆　百会　地仓　瞳子髎

[第三十]两颊红肿生疮一名枯曹风　猪腮风：合谷　列缺　地仓　颊车

问曰：此症从何而得？

答曰：热气上壅，痰滞三焦，肿而不散，两腮红肿生疮，名曰枯曹风。复刺后穴：承浆　三里　金津　玉液

[第三十一]舌肿难语：廉泉　金津　玉液

问曰：此症从何而得？

答曰：皆因酒痰滞于舌根，宿热相搏，不能言

语，故令舌肿难言。复刺后穴：天突　少商

　　[第三十二]牙齿肿痛：吕细　颊车　龙玄
合谷

　　[第三十三]上片牙疼：吕细　太渊　人中

　　[第三十四]下片牙疼：合谷　龙玄　承浆
颊车

　　问曰：牙疼之症，缘何而得？

　　答曰：皆因肾经虚败，上盛下虚，阴阳不升降，
故得此症。复刺后穴：肾俞　三间　二间

　　[第三十五]耳内虚鸣：肾俞　三里　合谷

　　问曰：此症从何而得？

　　答曰：皆因房事不节，肾经虚败，气血耗散，
故得此症。复刺后穴：太溪　听会　三里

　　[第三十六]耳红肿痛：听会　合谷　颊车

　　问曰：此症肿痛，何也？

　　答曰：皆因热气上壅，或因缴耳触伤，热气不
散，伤寒不解，故有此症。不可一例针灸，须辨问
端的，针之，无不效也。复刺后穴：三里　合谷
翳风

[第三十七] 聤耳生疮，出脓水：翳风　合谷
耳门

问曰：聤耳生疮，出脓水，尝闻小儿有此症。

答曰：洗浴水归耳内，故有。大人或因剔耳触
动耳黄，亦有水误入耳内，故如此。复刺后穴：听会
三里

[第三十八] 耳聋气闭：听宫　听会　翳风

问曰：此症从何而得？

答曰：伤寒大热，汗闭，气不舒，故有此症。
前针不效，复刺后穴：三里　合谷

[第三十九] 手臂麻木不仁：肩髃　曲池　合谷

问曰：此症从何而得？

答曰：皆因寒湿相搏，气血凝滞，故麻木不仁
也。复刺后穴：肩井　列缺

[第四十] 手臂冷风酸痛：肩井　曲池　手三里
下廉

问曰：此症从何而得？

答曰：寒邪之气，流入经络，夜卧凉枕　竹簟
漆凳冷处睡着，不知风湿，流入经络，故得此症。

复刺后穴：手五里　经渠　上廉

[第四十一] 手臂红肿疼痛：五里　曲池　通里
中渚

问曰：此症缘何而得？

答曰：气血壅滞，流而不散，闭塞经脉不通，
故得此症。复刺后穴：合谷　尺泽

[第四十二] 手臂红肿及疽：中渚　液门　曲池
合谷

问曰：此症从何而得？

答曰：血气壅滞，皮肤瘙痒，用热汤泡洗，而
伤红肿，故得此症；久而不治，变成手背疽。复刺
后穴：上都　阳池

[第四十三] 手臂拘挛，两手筋紧不开：阳池
合谷　尺泽　曲池　中渚

问曰：此症从何而得？

答曰：皆因湿气处卧，暑月夜行，风湿相搏，
或酒醉行房之后，露天而眠，故得此症。复针后穴：
肩髃　中渚　少商　手三里

[第四十四] 肩背红肿疼痛：肩髃　风门　中渚

大杼

问曰：此症从何而得？

答曰：皆因腠理不密，风邪串入皮肤，寒邪相搏，血气凝滞。复刺后穴：膏肓　肺俞　肩髃

［第四十五］心胸疼痛：大陵　内关　曲泽

问曰：心胸痛从何而得？

答曰：皆因停积，或因食冷，胃脘冷积作楚。心痛有九种，有虫食痛者，有心痹冷痛者，有阴阳不升降者，有怒气冲心者，此症非一，推详其症治之。中脘　上脘　三里

［第四十六］胁肋疼痛：支沟　章门　外关

问曰：此症从何得之？

答曰：皆因怒气伤肝，血不归元，触动肝经，肝藏血，怒气甚，肝血不归元，故得是症。亦有伤寒后胁痛者，有挫闪而痛者，不可一例治也，宜推详治之。复刺后穴：行间泻肝经，治怒气　中封期门治伤寒后胁痛　阳陵泉治挫闪

［第四十七］腹内疼痛：内关　三里　中脘

问曰：腹内疼痛，如何治疗？

答曰：失饥伤饱，血气相争，荣卫不调，五脏不安，寒湿中得此。或冒风被雨，饱醉行房，饮食不化，亦有此症，必急治疗。为肾虚败，毒气冲归脐腹，故得此症。如不愈，复刺后穴：关元　水分　天枢寒湿饥饱

［第四十八］小腹胀满：内庭　三里　三阴交

问曰：此症针入穴法不效，何也？

答曰：皆因停饮不化，腹胀。此症非一，有膀胱疝气，冷筑疼痛；小便不利，胀满疼痛；大便虚结，胀满疼痛，推详治之。再刺后穴：照海　大敦中脘先补后泻　气海专治妇人血块攻筑疼痛，小便不利，妇人诸般气痛

［第四十九］两足麻木：阳辅　阳交　绝骨行间

问曰：此症因何而得？

答曰：皆为湿气相搏，流入经络不散，或因酒后房事过多，寒暑失盖，致有此症。复针后穴：昆仑绝骨　丘墟

［第五十］两膝红肿疼痛：膝关　委中

问曰：此症从何而来？

答曰：皆因脾家受湿，痰饮流注，此疾非一，或因痢后寒邪入于经络，遂有此症，或伤寒流注，亦有此症。复刺后穴：阳陵泉　中脘　丰隆

[第五十一] 足不能行：丘墟　行间　昆仑太冲

问曰：此症从何而得？

答曰：皆因醉后行房，肾经受亏，以致足弱无力，遂致不能行步。前治不效，复刺后穴：三里阳铺　三阴交　复溜

[第五十二] 脚弱无力：公孙　三里　绝骨申脉

问曰：此症从何而得？

答曰：皆因湿气流于经络，血气相搏，或因行房过损精力，或因行路有损筋骨，致成此疾。复针后穴：昆仑　阳辅

[第五十三] 红肿脚气生疮：照海　昆仑　京骨委中

问曰：此症前穴不愈，何也？

答曰：气血凝而不散，寒热久而不治，变成其疾。再针后穴：三里　三阴交

［第五十四］脚背红肿痛：太冲　临泣　行间内庭

问曰：此症从何而得？

答曰：皆因劳役过多，热汤泡洗，血气不散，以致红肿疼痛，宜针不宜灸。丘墟　昆仑

［第五十五］穿跟草鞋风：照海　丘墟　商丘昆仑

问曰：此症缘何而得？

答曰：皆因劳役过度，湿气流滞而冷，或因大热行路，冷水浸洗，而成此症。复刺后穴：太冲解溪

［第五十六］风痛不能转侧，举步艰难：环跳风市　昆仑　居髎　三里　阳陵泉

问曰：此症缘何而得？

答曰：皆因房事过多，寒湿地上睡卧，流注经络，挫闪后腰疼痛，动止艰难。前穴不效，复刺后穴：五枢　阳辅　支沟

[第五十七] 腰脚疼痛：委中　人中

[第五十八] 肾虚腰痛：肾俞　委中　太溪　白环俞

[第五十九] 腰脊强痛：人中　委中

[第六十] 挫闪腰胁痛：尺泽　委中　人中

问曰：此症从何而得？

答曰：皆因房事过多，劳损肾经，精血枯竭，肾虚腰痛，负重远行，血气错乱，冒热血不归元，则腰痛。或因他事所关，气攻两胁疼痛，故有此症。

复刺后穴：昆仑　束骨　支沟　阳陵泉

[第六十一] 浑身浮肿生疮：曲池　合谷　三里　三阴交　行间　内庭

问曰：此症从何而感？

答曰：伤饥失饱，房事过度，或食生冷

[第六十二] 四肢浮肿：中都　合谷　曲池　中渚　液门

问曰：此症从何而得？

答曰：皆因饥寒，邪入经络，饮水过多，流入四肢；或饮酒过多，不避风寒，致有此症。复针后

穴：行间　内庭　三阴交　阴陵泉

[第六十三]单蛊胀：气海　行间　三里　内庭
水分　食关

[第六十四]双蛊胀：支沟　合谷　曲池　水分

问曰：此症从何而得？

答曰：皆因酒色过多，内伤脏腑，血气不通，
遂成蛊胀。饮食不化，痰积停滞，浑身浮肿生水，
小便不利，血气不行，则四肢浮肿；胃气不足，酒
色不节，则单蛊胀也；肾水俱败，水火不相济，故
令双蛊。此症本难疗治，医者当详细推之。三里
三阴交　行间　内庭

[第六十五]小便不通：阴陵泉　气海　三阴交

问曰：此症缘何得之？

答曰：皆因膀胱邪气，热气不散；或劳役过度，
怒气伤胞，则气闭入窍中；或妇人转胞，皆有此症。
复刺后穴：阴谷　大陵

[第六十六]小便滑数：中极　肾俞　阴陵泉

问曰：此症为何？

答曰：此膀胱受寒，肾经滑数，小便冷痛，频

频淋沥。复针后穴：三阴交　气海

[第六十七]大便秘结不通：章门　太白　照海

问曰：此症从何得？

答曰：此症非一，有热结，有冷结，宜先补后泻。

[第六十八]大便泄泻不止：中脘　天枢　中极

[第六十九]赤白痢疾，如赤：内庭　天枢　隐白气海　照海　内关；如白，里急后重，大痛者：外关　中脘　隐白　天枢　申脉

[第七十]脏毒下血：承山　脾俞　精宫　长强

[第七十一]脱肛久痔：二白　百会　精宫长强

[第七十二]脾寒发疟：后溪　间使　大椎　身柱三里　绝骨　合谷　膏肓

[第七十三]疟，先寒后热：绝骨　百会　膏肓合谷

[第七十四]疟，先热后寒：曲池先补后泻　绝骨先泻后补　膏肓　百劳

[第七十五]热多寒少：后溪　间使　百劳

曲池

[第七十六] 寒多热少：后溪　百劳　曲池

问曰：此症从何感来？

答曰：皆因脾胃虚弱，夏伤于暑，秋必成疟，有热多寒少，单寒单热。气盛则热多，痰盛则寒多，是皆痰饮停滞，气血耗散，脾胃虚败，房事不节所致。有一日一发，间日一发，或三日一发者，久而不治，变成大患。疟后有浮肿，有虚劳，有大便利，有腹肿蛊胀者，或饮水多，腹内有疟母者，须用调脾进食化痰饮。穴法依前治之。

[第七十七] 翻胃吐食：中脘　脾俞　中魁　三里

[第七十八] 饮水不能进，为之五噎：劳宫　中魁　中脘　三里　大陵　支沟　上脘

问曰：翻胃之症，从何而得？针法所能疗否？

答曰：此症有可治，有不可治者。病初来时，皆因酒色过度，房事不节，胃家受寒，呕吐酸水。或食物即时吐出，或饮食后一日方吐者，二三日方吐者。随时吐者可疗，三两日吐者，乃脾绝胃枯，

不能克化水谷。故有五噎者：气噎、水噎、食噎、劳噎、思噎，宜推详治之。复刺后穴：脾俞　胃俞以上补多泻少　膻中　太白　下脘　食关

[第七十九]哮吼嗽喘：俞府　天突　膻中　肺俞三里　中脘

问曰：此症从何而得？

答曰：皆因好饮热酸鱼腥之物，及有风邪痰饮之类，串入肺中，怒气伤肝，乘此怒气，食物不化，醉酒行房，不能节约。此亦非一也，有水哮，饮水则发；有气哮，怒气所感，寒邪相搏，痰饮壅满则发；咸哮，则食咸物发；或食炙煿之物则发，医当用意推详。小儿此症尤多。复刺后穴：膏肓　气海关元　乳根

[第八十]咳嗽红痰：百劳　肺俞　中脘　三里

问曰：此症缘何感得？

答曰：皆因色欲过多，脾肾俱败，怒气伤肝，血不归元，作成痰饮，串入肺经，久而不治，变成痨瘵。复刺后穴：膏肓　肾俞　肺俞　乳根

[第八十一]吐血等症：膻中　中脘　气海　三里

乳根　支沟

问曰：此症缘何而得？何法可治？

答曰：皆因忧愁思虑，七情所感，内动于心，即伤于神，外劳于形，即伤于精。古人言：心生血，肝纳血。心肝二经受克，心火上炎，气血上壅，肾水枯竭不交济，故有此症。须分虚实，不可概治。肺俞　肾俞　肝俞　心俞　膏肓　关元

[第八十二]肺壅咳嗽：肺俞　膻中　支沟大陵

问曰：此症从何而得？

答曰：因而伤风，表里未解，咳嗽不止，吐脓血，是肺痈也。复刺后穴：风门　三里　支沟

[第八十三]久嗽不愈：肺俞　三里　膻中　乳根风门　缺盆

问曰：此症从何而得？

答曰：皆因食咸物伤肺，酒色不节，或伤风不解，痰流经络，咳嗽不已。可刺前穴。

[第八十四]传尸痨瘵：鸠尾　肺俞　中极　四花先灸

问曰：此症从何而来？

答曰：皆因饱后行房，气血耗散，痨瘵传尸，以致灭门绝户者有之。复刺后穴：膻中　涌泉　百会　膏肓　三里　中脘

[第八十五] 消渴：金津　玉液　承浆

问曰：此症从何而得？

答曰：皆为肾水枯竭，水火不济，脾胃俱败，久而不治，变成背疽，难治矣。复刺后穴：海泉　人中　廉泉　气海　肾俞

[第八十六] 遗精白浊：心俞　肾俞　关元　三阴交

问曰：此症从何而得？

答曰：皆因房事失宜，惊动于心，内不纳精，外伤于肾，忧愁思虑，七情所感，心肾不济，人渐尫羸，血气耗散，故得此症。复刺后穴：命门　白环俞

[第八十七] 阴茎虚痛：中极　太溪　复溜　三阴交

问曰：此症因何而得？

答曰：皆为少年之时，妄用金石他药，有伤茎孔，使令阴阳交感，不能发泄，故生此症。复刺后穴：血郄　中极　海底　内关　阴陵泉

［第八十八］阴汗偏坠：兰门　三阴交

［第八十九］木肾不痛，肿如升：归来　大敦　三阴交

［第九十］奔豚乳弦：关门　关元　水道　三阴交

问曰：此三症因何而得？

答曰：皆为酒色过度，肾水枯竭，房事不节，精气无力，阳事不兴，强而为之，精气不能泄外，流入胞中。此症非一，或肿如升，或偏坠疼痛，如鸡子之状，按上腹中则作声，此为乳弦疝气也。宜针后穴：海底　归来　关元　三阴交

［第九十一］妇人赤白带下：气海　中极　白环俞　肾俞

问曰：此症从何而得？

答曰：皆因不惜身体，恣意房事，伤损精血。或经行与男子交感，内不纳精，遗下白水，变成赤

白带下。宜刺后穴：气海　三阴交　阳交补多泻少

　　［第九十二］妇人无子：子宫　中极

　　［第九十三］妇人子多：石门　三阴交

　　［第九十四］经事不调：中极　肾俞　气海　三阴交

　　［第九十五］妇人难产：独阴　合谷　三阴交

　　［第九十六］血崩漏下：中极　子宫

　　［第九十七］产后血块痛：气海　三阴交

　　［第九十八］胎衣不下：中极　三阴交

　　［第九十九］五心烦热，头目昏沉：合谷　百劳　中泉　心俞　劳宫　涌泉

　　问曰：此症因何而得？

　　答曰：皆因产后劳役，邪风串入经络。

　　或因辛勤太过而得，亦有室女得此症，何也？

　　答曰：或阴阳不和，气血壅满而得之者，或忧愁思虑而得之者。复刺后穴：少商　曲池　肩井　心俞

　　［第一百］阴门忽然红肿疼：会阴　中极　三阴交

[第一百一]妇女血崩不止：丹田　中极　肾俞　子宫

问曰：此症因何而得？

答曰：乃经行与男子交感而得，人渐羸瘦，外感寒邪，内伤于精，寒热往来，精血相搏，内不纳精，外不受血，毒气冲动子宫，风邪串入肺中，咳嗽痰涎，故得此症。如不明脉之虚实，作虚劳治之，非也。或有两情交感，百脉错乱，血不归元，以致如斯者。再刺后穴：百劳　风池　膏肓　曲池　绝骨　三阴交

[第一百二]妇人无乳：少泽　合谷　膻中

[第一百三]乳痈针乳疼处：膻中　大陵　委中　少泽　俞府

[第一百四]月水断绝：中极　肾俞　合谷　三阴交

问曰：妇人之症，如何不具后穴？

答曰：妇人之症，难以再具，止用此穴，法无不效。更宜辨脉虚实，调之可也。

[第一百五]浑身生疮：曲池　合谷　三里

行间

［第一百六］发背痈疽：肩井　委中　天应　骑竹马

或问：阴症疽，满背无头，何法治之？

答曰：可用湿泥涂之，先干处，用蒜钱贴之，如法灸，可服五香连翘散数贴发出。

［第一百七］肾脏风疮：血郄　三阴交

［第一百八］疔疮以针挑，有血可治；无血不可治：合谷　曲池　三里　委中

［第一百九］夹黄胁腿毒也：支沟　委中　肩井　阳陵泉

［第一百一十］伤寒头痛：合谷　攒竹　太阳眉后紫脉上

［第一百十一］伤寒胁痛：支沟　章门　阳陵泉委中出血

［第一百十二］伤寒胸胁痛：大陵　期门　膻中劳宫

［第一百十三］伤寒大热不退：曲池　绝骨　三里大椎　涌泉　合谷俱宜泻

[第一百十四] 伤寒热退后余热：风门　合谷　行间　绝骨

[第一百十五] 发狂，不识尊卑：曲池　绝骨　百劳　涌泉

[第一百十六] 伤寒发痉，不省人事：曲池　合谷　人中　复溜

[第一百十七] 伤寒无汗：内庭泻　合谷补　复溜泻　百劳

[第一百十八] 伤寒汗多：内庭　合谷泻　复溜补　百劳

[第一百十九] 大便不通：章门　照海　支沟　太白

[第一百二十] 小便不通：阴谷　阴陵泉

[第一百二十一] 六脉俱无：合谷　复溜　中极　阴症多有此

[第一百二十二] 伤寒发狂：期门　气海　曲池

[第一百二十三] 伤寒发黄：腕骨　申脉　外关　涌泉

[第一百二十四] 咽喉肿痛：少商　天突　合谷

［第一百二十五］双乳蛾症：少商　金津　玉液

［第一百二十六］单乳蛾症：少商　合谷　海泉

［第一百二十七］小儿赤游风：百会　委中

［第一百二十八］浑身发红丹：百会　曲池　三里
委中

［第一百二十九］黄胆发虚浮：腕骨　百劳　三里
涌泉治浑身黄　中脘　膏肓　丹田治色黄　阴陵泉
治酒黄

［第一百三十］肚中气块　痞块　积块：三里
块中　块尾

［第一百三十一］五痫等症：上星　鬼禄　鸠尾
涌泉　心俞　百会

［第一百三十二］马痫：照海　鸠尾　心俞

［第一百三十三］风痫：神庭　素髎　涌泉

［第一百三十四］食痫：鸠尾　中脘　少商

［第一百三十五］猪痫：涌泉　心俞　三里　鸠尾
中脘　少商　巨阙

问曰：此症从何而得？

答曰：皆因寒痰结胃中，失志不定，遂成数症，医者推详治之，无不效也。

[第一百三十六] 失志痴呆：神门　鬼眼　百会
鸠尾

[第一百三十七] 口臭难近：龈交　承浆

问曰：此症从何而得？

答曰：皆因用心过度，劳役不已，或不漱牙，
藏宿物，以致秽臭。复刺：金津　玉液

[第一百三十八] 小儿脱肛：百会　长强　大
肠俞

[第一百三十九] 霍乱转筋：承山　中封

[第一百四十] 霍乱吐泻：中脘　天枢

[第一百四十一] 咳逆发噫：膻中　中脘　大陵

问曰：此症从何而得？

答曰：皆因怒气伤肝，胃气不足。亦有胃受风
邪，痰饮停滞得者；亦有气逆不顺者，故不一也。
刺前未效，复刺后穴：三里　肺俞　行间泻肝经
怒气

[第一百四十二] 健忘失记：列缺　心俞　神门
少海

问曰：此症缘何而得？

答曰：忧愁思虑，内动于心，外感于情，或有痰涎灌心窍，七情所感，故有此症。复刺后穴：中脘 三里

［第一百四十三］小便淋沥：阴谷　关元　气海
三阴交　阴陵泉

问曰：此症因何而得？

答曰：皆为酒色嗜欲不节，勉强为之，少年之过。或用金石热剂，或小便急行房，或交感之际，被人冲破，不能完事，精不得施泄，阴阳不能舒通。缘此症非一，有砂淋，有血淋，有热淋，有冷淋，有气淋，请审详治之。

［第一百四十四］重舌，腰痛：合谷　承浆　金津
玉液　海泉　人中

［第一百四十五］便毒痈疽：昆仑　承浆　三
阴交

［第一百四十六］瘰疬结核：肩井　曲池　天井
三阳络　阴陵泉

［第一百四十七］发痧等症：水分　百劳　大陵

委中

［第一百四十八］牙关脱臼：颊车　百会　承浆
合谷

［第一百四十九］舌强难言：金津　玉液　廉泉
风府

［第一百五十］口吐清涎：大陵　膻中　中脘
劳宫

［第一百五十一］四肢麻木：肩髃　曲池　合谷
腕骨　风市　昆仑　行间　三里　绝骨　委中　通里
阳陵泉此症宜补多泻少。如手足红肿，宜泻多补少

东垣针法 以下俱《聚英》

东垣曰：《黄帝针经》：胃病者，胃脘当心而痛，
上支两胁，膈咽不通，饮食不下，取三里以补之。

脾胃虚弱，感湿成痿，汗大泄，妨食。三里、
气冲，以三棱针出血；若汗不减、不止者，于三里
穴下三寸上廉穴出血。禁酒，忌湿、面。

东垣曰：《黄帝针经》云：从下上者，引而去

之，上气不足，推而扬之。盖上气者，心肺上焦之气，阳病在阴，从阴引阳，去其邪气于腠理皮毛也。又云：视前痛者，当先取之。是先以缪刺，泻其经络之壅者，为血凝而不流，故先去之而治他病。

东垣曰：胃气下溜，五脏气皆乱，其为病互相出见。黄帝曰：五乱刺之有道乎？岐伯曰：有道以来，有道以去，审知其道，是谓身宝。帝曰：愿闻其道！岐伯曰：气在于心者，取之手少阴、心主之输：神门、大陵，同精导气，以复其本位。

气在于肺者，取之手太阴荥、输：鱼际、太渊。成痿者以导湿热，引胃气出阳道，不令湿土克肾，其穴在太溪。

气在于肠胃者，取之足太阴、阳明。不下者，取之三里、章门、中脘。因足太阴虚者，于募穴中导引之于穴中。有一说，腑俞去腑病也。胃虚而致太阴无所禀者，于足阳明之募穴中引导之；如气逆为霍乱者，取三里，气下乃止，不下复治。

气在于头，取之天柱、大杼。不足，取之足太阳荥、输：通谷、束骨。先取天柱、大杼，不补不泻，以导气而已。取足太阳膀胱经中，不补不泻，深取通谷、束骨、丁心火、己脾土穴，以引导去之。

气在于臂、足取之，先去血脉，后取其手足阳明之荥、输：二间、三间，深取之；内庭、陷谷，深取之。视其足臂之血络尽取之，后治其痿厥，皆不补不泻，从阴深取，引而上之。上者出也，去也。皆阴火有余，阳气不足，伏匿于地中者，荥血也。当从阴引阳，先于地中升举阳气，次泻阴火，乃导气同精之法。

帝曰：补泻奈何？曰：徐入徐出，谓之导气。补泻无形，谓之同精。是非有余不足也，乱气之相逆也。帝曰：允乎哉道，明乎哉问，请著之玉版，命曰治乱也。

东垣曰：阴病治阳，阳病治阴。《阴阳应象论》云：审其阴阳，以别柔刚，阴病治阳，阳病治阴，定其血脉，各守其乡，血实宜决之，气虚宜导引之。夫阴病在阳者，是天外风寒之邪，乘中而外入，在人之背上腑俞、脏俞。是人之受天外寒邪，亦有二说。中于阳则流于经，此病始于外寒，终归外热，故以治风寒之邪，治其各脏之俞，非止风寒而已。六淫湿暑燥火，皆五脏所受，乃筋骨血脉受邪，各有背上五脏俞以除之。伤寒一说从仲景，中八风者有《风论》。中暑者治在背上小肠俞，中湿者治在胃俞，中燥者治在大肠俞，此皆六淫客邪有余之病，皆泻其背之腑俞；若病久传变，有虚有实，各随病之传变，补泻不定，治只在背腑俞。

另有上热下寒。经曰：阴病在阳者，当从阳引阴，必须先去络脉经隧之血。若阴中火旺，上腾于天，致六阳反不衰而上充者，先去五脏之血络，引而下行，天气降下，则下寒之病自去矣。慎勿独泻其六阳，此病阳亢，乃阴火之邪滋之，只去阴火，只损脉络经隧之邪，勿误也。阳病在阴者，当从阴引阳，是水谷之寒热，感则害人六腑。又曰：饮食失节，又劳役形质，阴火乘于坤土之中，致谷气、荣气、清气、胃气、元气不得上升，滋于六腑之阳气，是五阳之气先绝于外。外者天也，下流伏于坤土阴火之中，皆先由喜怒悲忧恐为五贼所伤，而后胃气不行，劳役饮食不节继之，则元气乃伤，当从胃合三里穴中，推而扬之，以伸元气，故曰从阴引阳。若元气愈不足，治在腹上诸腑之募穴；若传在五脏，为九窍不通，随各窍之病，治其各脏之募穴于腹，故曰五脏不平，乃六腑元气闭塞之所生也。又曰：五脏不和，九窍不通，皆阳气不足，阴气有余，故曰阳不胜其阴。凡治腹之募，皆为元气不足，从阴引阳，勿误也。若错补四末之输，错泻四末之荥，错泻者，差尤甚矣。按岐伯所说，只取穴于天上。天上者，人之背上五脏六腑之俞，岂有生者乎？兴言及此，寒心切骨，若六淫客邪，及上热下寒，筋骨皮肉血脉之病，错取穴于胃之合，及诸腹之募者，必危。亦岐伯之言，下工岂可不慎哉！

东垣曰：三焦元气衰王。《黄帝针经》云：上气不足，脑为之不满，耳为之苦鸣，头为之倾，目为之瞑。中气不足，溲便为之变，肠为之苦结。下气不足，则为痿厥心闷，补足外踝，留之。

东垣曰：一富者前阴臊臭，又因连日饮酒，腹中不和，求先师治之，曰：夫前阴足厥阴之脉络，循阴器出其挺。凡臭者，心之所主，散入五方为五臭，入肝为臊，此其一也。当于肝经中泻行间，是治其本；后于心经中泻少冲，乃治其标。

名医治法《聚英》

疮毒

《原病式》曰：凡人初觉发背，背欲结未结，赤热肿痛，先用湿纸复其上，立候之，其纸先干处即是结，痛头也。取大蒜切成片，如三铜钱厚，安于头上，用大艾炷灸三壮，即换一蒜片，痛者灸至不痛，不痛灸至痛时方住。最要早觉早灸，若一日二日，十灸七活；三日四日，六七活；五日六日，三四活。过七日，则不可灸。若有十数头作一处生者，即用大蒜研成膏，作薄饼铺其上，聚艾于蒜饼上烧之，亦能活也。若背上初发赤肿一片，中间有一片黄米头子，便用独蒜切去两头，取中间半寸厚，安于疮上，用艾灸十四壮，多至四十九壮。又曰：痛者灸至不痛而止，谓先及其未溃，所以痛；次及将溃，所以不痛也。不痛灸至痛而止，谓先及其溃，所以不痛；次及良肉，所以痛也。此痛疽初发之治也。

若诸疮患久成漏者，常有脓水不绝，其脓不臭，内无㾬肉，尤宜用附子浸透，切作大片，厚二三分，于疮上着艾灸之，仍服内托之药。隔三二日再灸之，不五七次，自然肌肉长满矣。至有脓水恶物，渐溃根深者，郭氏治用白面、硫黄、大蒜三物一处捣烂，看疮大小，捻作饼子，厚约三分，于疮上用艾灸二十一壮，一灸一易饼子，后四五日，方用翠霞锭子，并信效锭子，互相用之，纴入疮内，㾬肉尽去，好肉长平，然后外贴收敛之药，内服应病之剂，调理即瘥矣。

喉痹

《原病式》曰：痹，不仁也。俗作"闭"；闭，壅也，火主肿胀，故热客上焦而咽嗌肿胀也。张戴仁曰：手少阴、少阳二脉并于喉，气热则内结肿胀，痹而不通则死。后人强立八名曰：单乳蛾、双乳蛾、单闭喉、双闭喉、子舌胀、木舌胀、缠喉风、走马喉闭。热气上行，故传于喉之两旁。近外肿作，以其形似，是谓乳蛾；一为单，二为双也。其比乳蛾差小者，名闭喉。热结舌下，复生一小舌，名子舌胀。热结于舌中为之肿，名木舌胀。木者，强而不柔和也。热结于咽喉，肿绕于外，且麻且痒，肿而大者，名曰缠喉风。暴发暴死者，名走马喉闭。八名虽详，皆归之火。微者咸软之，大者辛散之。至于走马喉闭，生死人在反掌间，砭刺出血则病已。尝治一妇人木舌胀，其舌满口，令以铍针锐而小者砭之，五七度，三日方平，计所出血几盈斗。

喉痹急用吹药，刺宜少商、合谷、丰隆、涌泉、关冲。

淋闭

《原病式》曰：淋，小便涩痛也。热客膀胱，郁结不能渗泄故也。严氏曰：气淋者，小便涩，常有余沥。石淋者，茎中痛，尿不得卒出。膏淋者，尿似膏出。劳淋者，劳倦即发痛引气冲。血淋者，热即发，甚则溺血。以上五淋，皆用盐炒热，填满病人脐中，却用箸头大艾，灸七壮，或灸三阴交即愈。

眼目

东垣曰：五脏上注于目，而为之精，精之窠为眼。骨之精为黑眼，血之精为络其窠，气之精为白眼，肌肉之精为约束裹撷。筋骨血气之精，而与脉并为系。目者，五脏六腑之精，荣卫魂魄之所常营也，神之所主也。子和曰：目之五轮，乃五脏六腑之精华，宗脉之所聚。其白属肺金，肉属脾土，赤属心火，黑水神光属肾水，兼属肝木。目不因火则不病，白轮变赤，火乘肺也；肉轮赤肿，火乘脾也；黑水神光被翳，火乘肝与肾也；赤脉贯目，火自甚也。凡目暴赤肿起，羞明隐涩，泪出不止，暴寒目眶眶，大热之所为也。宜针神庭、上星、囟会、前顶、百会，翳者可使立退，肿者可使立消，惟小儿不可刺囟会，肉分浅薄，恐伤其骨。目之内眦，太阳膀胱之所过，血多气少。目之锐眦，少阳胆经，血少气多。目之上纲，太阳小肠经也，亦血多气少。目之下纲，阳明胃经也，血气俱多。然阳明经起于目两旁，交頞中，与太阳、少阳交会于目，惟足厥阴肝经，连于目系而已。故血太过者，太阳、阳明之实也；血不及者，厥阴之虚也。故出血者，宜太阳、阳明，盖此二经，血多故也。少阳一经，不宜出血，血少故也。刺太阳、阳明出血，则目愈明；刺少阳出血，则目愈昏。要知无使太过不及，以血养目而已。雀目不能夜视，乃因暴怒大忧所致，皆肝血少，禁出血，止宜补肝养胃。

刘氏曰：内障有因于痰热、气郁、血热、阳陷、阴脱者所致。种种病因，古人皆不议，况外障之翳，有起于内眦、外眦、睛上、睛下、眼中，当视其翳色从何经而来。如东垣治魏邦彦夫人目翳，绿色从下而上，病自阳明来也。绿非五色之正，殆肺、肾合而成病也。乃就画工家以墨调腻粉合成色，与翳同矣。如议治之，疾遂不作。

眼生倒睫拳毛者，两目紧急，皮缩之所致也。盖内伤热，阴气外行，当去其内热并邪火。眼皮缓则毛出，翳膜亦退，用手法攀出内睑向外，速以三棱针出血，以左手爪甲迎其针锋立愈。

目眶久赤烂，俗呼为赤瞎。当以三棱针刺目眶外，以泻湿热而愈。

偷针眼，视其背上有细红点如疮，以针刺破即瘥，实解太阳之郁热也。

损伤

《内经》云：人有所坠，恶血留于腹中，腹满不得前后，先饮利药。若上伤厥阴之脉，下伤少阴之络，当刺足内踝下然谷之前出血，刺足跗上动脉；不已，刺三毛，各一痏，见血立已。左刺右，右刺左。其脉坚强者生，小弱者死。

针邪秘要 杨氏

凡男妇或歌或笑，或哭或吟，或多言，或久默，或朝夕嗔怒，或昼夜妄行，或口眼俱邪，或披头跣足，或裸形露体，或桑见神鬼，如此之类，乃飞虫精灵，妖孽狂鬼，百邪侵害也。欲治之时，先要愉悦：谓病家敬信医人，医人诚心疗治。两相喜悦，邪鬼方除。若主恶砭石，不可以言治，医贪货财，不足以言德。

书符：先用朱砂书太乙灵符二道，一道烧灰酒调，病人服；一道贴于病人房内。书符时，念小天罡咒。

念咒：先取气一口，次念天罡大神，日月常轮，上朝金阙，下覆昆仑，贪狼巨门，禄存文曲，廉真武曲，破军辅弼，大周天界，细入微尘，玄黄正气，速赴我身，所有凶神恶煞，速赴我魁之下，毋动毋作，急急如律令。

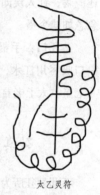

太乙灵符

定神：谓医与病人，各正自己之神。神不定勿刺，神已定可施。

正色：谓持针之际，目无邪视，心无外想，手如握虎，势若擒龙。

祷神：谓临针之时，闭目存想一会针法，心思神农黄帝，孙韦真人，俨然在前，密言从吾针后，病不许复。乃掐穴咒曰：大哉乾元，威统神天，金针到处，万病如拈，吾奉太上老君，急急如律令。

咒针：谓下手入针时，呵气一口于穴上，默存心火烧过，用力徐徐插入，乃咒曰：布气玄真，万病不侵，经络接续，龙降虎升，阴阳妙道，插入神针，针天须要开，针地定教裂，针山须便崩，针海还应竭，针人疾即安，针鬼悉馘灭。吾奉太上老君，急急如律令摄。

又咒曰：手提金鞭倒骑牛，唱得黄河水倒流，一口吸尽川江水，运动人身血脉流，南斗六星，北斗七星。太上老君，急急如律令。

孙真人针十三鬼穴歌

百邪颠狂所为病，针有十三穴须认，

凡针之体先鬼宫，次针鬼信无不应，

一一从头逐一求，男从左起女从右。

一针人中鬼宫停，左边下针右出针；

第二手大指甲下，名鬼信刺三分深；

三针足大指甲下，名曰鬼垒入二分；

四针掌上大陵穴，入针五分为鬼心；

五针申脉为鬼路，火针三分七锃锃；

第六却寻大椎上，入发一寸名鬼枕；

七刺耳垂下八分，名曰鬼床针要温；

八针承浆名鬼市，从左出右君须记；

九针劳宫为鬼窟；十针上星名鬼堂；

十一阴下缝三壮，女玉门头为鬼藏；

十二曲池名鬼腿，火针仍要七锃锃；

十三舌头当舌中，此穴须名是鬼封。

手足两边相对刺，若逢孤穴只单通，

此是先师真妙诀，狂猖恶鬼走无踪。

一针鬼宫，即人中，入三分。

二针鬼信，即少商，入三分。

三针鬼垒，即隐白，入二分。

四针鬼心，即大陵，入五分。

五针鬼路，即申脉，火针，三分。

六针鬼枕，即风府，入二分。

七针鬼床，即颊车，入五分。

八针鬼市，即承浆，入三分。

九针鬼窟，即劳宫，入二分。

十针鬼堂，即上星，入二分。

十一针鬼藏，男即会阴，女即玉门头，入三分。

十二针鬼腿，即曲池，火针，入五分。

十三针鬼封，在舌下中缝，刺出血，仍横安针一枚，就两口吻，令舌不动，此法甚效。更加间使、后溪二穴尤妙。

男子先针左起，女人先针右起，单日为阳，双日为阴。阳日阳时针右转，阴日阴时针左转。

刺入十三穴尽之时，医师即当口问病人，何妖何鬼为祸。病人自说来由，用笔一一记录，言尽狂止，方宜退针。

捷要灸法 《医学入门》

鬼哭穴：治鬼魅狐惑，恍惚振噤。以患人两手大指相并缚定，用艾炷于两甲角及甲后肉四处骑缝着火灸之，则患者哀告：我自去，为效。

灸卒死：一切急魇暴绝，灸足两大指内去甲一韭叶。

灸精宫：专主梦遗。十四椎下各开三寸，灸七壮，效。

鬼眼穴：专祛痨虫。令病人举手向上，略转后些，则腰上有两陷可见，即腰眼也。以墨点记，于六月癸亥夜亥时灸，勿令人知。四花、膏肓、肺俞，亦能祛虫。

痞根穴：专治痞块。十三椎下各开三寸半，多灸左边。如左右俱有，左右俱灸。

又法：用秆心量患人足大指齐，量至足后跟中截断，将此秆从尾骨尖量至秆尽处，两旁各开二韭叶许，在左灸右，在右灸左，针三分，灸七壮，神效。

又法：于足第二指歧叉处灸五七壮，左患灸右，右患灸左，灸后一晚夕，觉腹中响动，是验。

肘尖穴：治瘰疬。左患灸右，右患灸左，如初生时，男左女右，灸风池。

又法：用秆心比患人口两角为则，折作两段，于手腕窝中量之，上下左右四处尽头是穴，灸之亦效。

灸疰忤：尸疰客忤，中恶等症。乳后三寸，男左女右灸之。或两大拇指头。

灸疝痛偏坠：用秆心一条，量患人口两角为则，折为三段，如△字样，以一角安脐中心，两角安脐下两旁，尖尽处是穴。左患灸右，右患灸左；左右俱患，左右俱灸。炷艾如粟米大，灸四十壮神效。

又法：取足大指次指下中节横纹当中，男左女右灸之。兼治诸气，心腹痛，外肾吊肿，小腹急痛。

灸翻胃：两乳下一寸，或内踝下三指，稍斜向前。

灸肠风诸痔：十四椎下各开一寸，年深者最效。

灸肿满：两大手指缝，或足二指上一寸半。

灸癜风：左右手中指节宛宛中，凡赘疣诸痣，灸之无不立效。

崔氏取四花穴法 崔氏

治男妇五劳七伤，气虚血弱，骨蒸潮热，咳嗽痰喘，尪羸瘤疾。用蜡绳量患人口长，照绳裁纸四方，中剪小孔；别用长蜡绳踏脚下，前齐大趾，后上曲䐱横纹截断。如妇人缠足，比量不便，取右膊肩髃穴贴肉，量至中指头截断。却络在结喉下，双垂向背后，绳头尽处用笔点记，即以前纸小孔安点中，分四方，灸纸角上各七壮。

按：四花穴，古人恐人不知点穴，故立此捷法，当必有合于五脏俞也。今依此法点穴，果合足太阳膀胱经行背二行膈俞、胆俞四穴。《难经》曰：血会膈俞。疏曰：血病治此。盖骨蒸劳热，血虚火旺，故取此以补之。胆者，肝之腑，肝能藏血，故亦取是俞也。崔氏止言四花，而不言膈俞、胆俞四穴者，为粗工告也。但人口有大、阔狭不同，故比量四花亦不准，莫若只揣摸脊骨

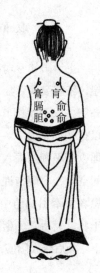

膏肓、膈俞、胆俞图

膈俞、胆俞为正，再取膏肓二穴灸之，无不应矣。

膈俞：在七椎下两旁，去脊各一寸五分。

胆俞：在十椎下两旁，去脊各一寸五分。

膏肓俞：在四椎下一分，五椎上二分，两旁去脊各三寸，四肋三间。

取膏肓穴法 《医学入门》

主治阳气亏弱，诸风痼冷，梦遗上气，呃逆膈噎，狂惑妄误百症。取穴须令患人就床平坐，曲膝齐胸，以两手围其足膝，使胛骨开离，勿令动摇，以指按四椎微下一分，五椎微上二分，点墨记之，即以墨平画相去六寸许，四肋三间，胛骨之里，肋间空处，容侧指许，摩膂肉之表，筋骨空处，按之患者觉牵引胸肋中手指痛，即真穴也。灸至百壮、千壮，灸后觉气壅盛，可灸气海及足三里，泻火实下。灸后令人阳盛，当消息以自保养，不可纵欲。

骑竹马灸穴法 杨氏

此二穴，专治痈疽恶疮，发背疖毒，瘰疬诸疯，一切病症。先从男左女右臂腕中横纹起，用薄篾一条，量至中指齐肉尽处，不量爪甲，截断；次用篾取前同身寸一寸；却令病人脱去衣服，以大竹扛一条跨定，两人随徐扛起，足离地三寸，两旁两人扶定，将前量长篾，贴定竹扛竖起，从尾骶骨贴脊量至篾尽处，以笔点记，后取身寸篾，各开一寸是穴。灸七壮。

此杨氏灸法。按《神应经》，两人抬扛不稳。当用两木凳，搁竹扛头，令患人足微点地，用两人两旁扶之，尤妙。又按《聚英》言：各开一寸，疑为一寸五分，当合膈俞、肝俞穴道。

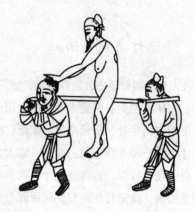

骑竹马灸穴图

灸劳穴法《聚英》

《资生经》云：久劳，其状手脚心热，盗汗，精神困顿，骨节疼寒，初发咳嗽，渐吐脓血，肌瘦面黄，减食少力。令身正直，用草为男左女右自脚中指尖量过脚心下，向上至曲䐐大纹处截断；却将此草自鼻尖量从头正中分开发，量至脊，以草尽处用墨点记；别用草一条，令病人自然合口，量阔狭截断；却将此草于墨点上平折两头尽处量穴。灸时随年纪多灸一壮。如人三十岁，灸三十一壮，累效。

按此穴，合五椎两旁各一寸五分心俞二穴也。心主血，故灸之。

取肾俞法

在平处立，以杖子约量至脐，又以此杖，当背脊骨上量之，知是与脐平处也。然后左右各寸半取其穴，则肾俞也。

取灸心气法以下俱杨氏集

先将长草一条，比男左女右手掌内大拇指根横纹量起，至甲内止，以墨点记；次比盐指、中指、四指、小指，五指皆比如前法；再加同身寸一寸点定，别用秆草一条，与前所量草般齐，至再加一寸墨上，共结一磊；却令病人正坐，脱去衣，以草分开，加于颈上，以指按定，磊于天突骨上，两边垂向背后，以两条草取般齐，垂下脊中尽处是穴，灸七壮，效。

取灸痔漏法

痔疾未深，止灸长强甚效。如年深者，可用槐枝、马蓝菜根一握，煎汤取水三碗，用一碗半，乘热以小口瓶熏洗，令肿退，于原生鼠奶根上灸之，尖头灸不效。或用药水盆洗，肿微退，然后灸，觉一团火气通入肠至胸，乃效。灸至二十余壮。更忌毒物，永愈。随以竹片护火气，勿伤两边好肉。

灸小肠疝气穴法

若卒患小肠疝气，一切冷气，连脐腹结痛，小便遗溺。大敦二穴，在足大指之端，去爪甲韭叶许，及三毛丛中是穴，灸三壮。

若小肠卒疝，脐腹疼痛，四肢不举，小便涩滞，身重足痿。三阴交二穴，在足内踝骨上三寸是穴，宜针三分，灸三壮，极妙。

灸肠风下血法

取男左女右手中指为准，于尾闾骨尖头，从中倒比，上至腰背骨一指尽处，是第一穴也。又以第二指，于中穴取中一字分开指头各一穴，灸七壮。以上加至壮数多为效。患深，次年更灸，但以中指一指为准，临时更揣摸之。

灸结胸伤寒法

宜黄连七寸，捣末，巴豆七个，去壳不去油，一处研细成膏。如干，滴水两点，纳于脐中，用艾灸腹中通快痛为度。

灸阴毒结胸

巴豆十粒研烂，入面一钱，捣作饼子，实搽脐中心，上用艾炷如豆许灸七壮，觉腹中鸣吼，良久自通利；次用葱白一束紧札，切作饼馅，灸令热，与熨脐下；更用灰火熨斗烙其饼馅，令生真气，渐觉体温热，即用五积散二钱，入附子末一钱，水盏半，姜枣加盐一捻，同煎至七分，温服，日并三两服，即汗自行而安。

雷火针法

治闪挫诸骨间痛，及寒湿气而畏刺者，用沉香、木香、乳香、茵陈、羌活、干姜、穿山甲各三钱，麝少许，蕲艾二两，以绵纸半尺，先铺艾茵于上，次将药末掺卷极紧，收用。按定痛穴，笔点记，外用纸六七层隔穴，将卷艾药，名雷火针也，取太阳真火，用圆珠火镜皆可，燃红按穴上，良久取起，剪去灰，再烧再按，九次即愈。

灸一火，念咒一遍，先燃火在手，念咒曰：雷霆官将，火德星君，药奏奇功，方得三界六腑之神，针藏烈焰，炼成于仙都九转之门，蠲除痛患，扫荡妖氛。吾奉南斗六星，太上老君，急急如律令。咒毕，即以雷火针按穴灸之。乃孙真人所制，今用亦验。务要诚敬，毋令妇女鸡犬见，此方全真多自秘，缘人不古，若心不合道，治不易疗也。兹故表而出之。

蒸脐治病法

五灵脂八钱，生用、斗子青盐五钱，生用、乳香一钱、没药一钱、天鼠粪即夜明砂二钱，微炒、地鼠粪三钱，微炒、葱头干者，二钱、木通三钱、麝香少许。

上为细末，水和莜面作圆圈，置脐上，将前药末以二钱放于脐内，用槐皮剪钱，放于药上，以艾灸之，每岁一壮，药与钱不时添换。依后开日取天地阴阳正气，纳入五脏，诸邪不侵，百病不入，长生耐老，脾胃强壮。

立春巳时，春分未时，立夏辰时，夏至酉时，立秋戌时，秋分午时，立冬亥时，冬至寅时。此乃合四时之正气，全天地之造化，灸无不验。

相天时

《千金》云：正午以后乃可灸，谓阴气未至，灸无不着，午前平旦谷气虚，令人癫眩，不可针灸。卒急者，不用此例。

《下经》云：灸时若遇阴雾、大风雪、猛雨、炎暑、雷电虹霓，停候晴明再灸。急难亦不拘此。

按日正午，气注心经，未时注小肠经，止可灸极泉、少海、灵道、通里、神门、少府、少冲、少泽、前谷、后溪、腕骨等穴，其余经络，各有气至之时。故《宝鉴》云："气不至，灸之不发"，《千金》所云："午后灸之"言，恐非孙真人口诀也。

《千金》灸法

《千金方》云：宦游吴蜀，体上常须三两处灸之，勿令疮暂瘥，则瘴疠温疟毒不能着人，故吴蜀多行灸法。故云："若要安，三里常不干"。有风者，尤宜留意。

《宝鉴》发灸法

《宝鉴》云：气不至而不效，灸亦不发。盖十二经应十二时，其气各以时而至，故不知经络气血多少，应至之候，而灸之者，则疮不发，世医莫之知也。

艾 叶 《医统》

《本草》云：艾味苦，气微温，阴中之阳，无毒，主灸百病。三月三日、五月五日，采暴干，陈久者良，避恶杀鬼。又采艾之法，五月五日，灼艾有效。制艾先要如法：令干燥，入臼捣之，以细筛去尘屑。每入石臼，捣取洁白为上，须令焙大燥，则灸有力，火易燃，如润无功。

《证类本草》云：出明州。《图经》云：旧不著所出，但云生田野，今在处有之。惟蕲州叶厚而干高，果气味之大，用之甚效。

孟子曰：七年之病，求三年之艾。丹溪曰：艾性至热，入火灸则上行，入药服则下行。

艾灸补泻

气盛则泻之，虚则补之。

针所不为，灸之所宜。阴阳皆虚，火自当之。经陷下者，火则当之。经络坚紧，火所治之。陷下则灸之。

络满经虚，灸阴刺阳。经满络虚，刺阴灸阳。

以火补者，毋吹其火，须待自灭，即按其穴。以火泻者，速吹其火，开其穴也。

艾炷大小

黄帝曰：灸不三分，是谓徒冤，炷务大也。小弱乃小作之。又曰：小儿七日以上，周年以还，炷如雀粪。

《明堂下经》云：凡灸欲炷下广三分，若不三分，则火气不达，病未能愈，则是灸炷欲其大，惟头与四肢欲小耳。《明堂上经》乃曰：艾炷依小箸头作，其病脉粗细，状如细线，但令当脉灸之。雀粪大炷，亦能愈疾。又有一途，如腹胀、疝瘕、痃癖、伏梁气等，须大艾炷。故《小品》曰：腹背烂烧，四肢但去风邪而已，不宜大炷。如巨阙、鸠尾，灸之不过四五壮，炷依竹箸头大，但令正当脉上灸之，艾炷若大，复灸多，其人永无心力。如头上灸多，令人失精神；背脚灸多，令人血脉枯竭，四肢细而无力，既失精神，又加细节，令人短寿。王节斋云：面上灸炷须小，手足上犹可粗。

点艾火

《明堂下经》曰：古来灸病，忌松、柏、枳、橘、榆、枣、桑、竹八木火，切宜避之。有火珠耀日，以艾承之，得火为上。次有火镜耀日，亦以艾

引得火，此火皆良。诸番部用镔铁击阶石得火，以
艾引之。凡仓卒难备，则不如无木火，清麻油点灯
上烧艾茎点灸，兼滋润灸疮，至愈不疼，用蜡烛
更佳。

壮数多少

《千金》云：凡言壮数者，若丁壮病根深笃，
可倍于方数，老少羸弱可减半。扁鹊灸法，有至
三五百壮、千壮，此亦太过。曹氏灸法，有百壮，
有五十壮。《小品》诸方亦然。惟《明堂本经》云：
针入六分，灸三壮，更无余治。故后人不准，唯以
病之轻重而增损之。凡灸头项，止于七壮，积至
七七壮止。

《铜人》治风，灸上星、前顶、百会，至二百
壮，腹背灸五百壮。若鸠尾、巨阙，亦不宜多灸，
灸多则四肢细而无力。《千金方》于足三里穴，乃云
多至三百壮。心俞禁灸；若中风则急灸至百壮，皆
视其病之轻重而用之，不可泥一说，而不通其变也。

灸 法

《千金方》云：凡灸法，坐点穴则坐灸，卧点穴则卧灸，立点穴则立灸，须四体平直，毋令倾侧。若倾侧穴不正，徒破好肉耳。

《明堂》云：须得身体平直，毋令卷缩，坐点毋令俯仰，立点毋令倾侧。

炷火先后

《资生》云：凡灸当先阳后阴。言从头向左而渐下，次从头向右而渐下，先上后下。

《明堂》云：先灸上，后灸下，先灸少，后灸多，旨宜审之。王节斋曰：灸火须自上而下，不可先灸下，后灸上。

灸寒热

灸寒热之法：先灸大椎，以年为壮数，次灸撅骨，以年为壮数。视背俞陷者灸之，臂肩上陷者灸之，两季胁之间灸之，外踝上绝骨之端灸之，足小指次指间灸之，腨下陷脉灸之，外踝后灸之，缺盆骨上切之坚动如筋者灸之，膺中陷骨间灸之，脐下关元三寸灸之，毛际动脉灸之，膝下三寸分间灸之，足阳明跗上动脉灸之，巅上一穴灸之。

灸疮要发

《资生》云：凡着艾得疮发，所患即瘥，若不发，其病不愈。《甲乙经》云：灸疮不发者，故履底灸令热，熨之，三日即发。今人用赤皮葱三五茎去青，于熅灰中煨熟，拍破，热熨疮上十余遍，其疮三日遂发。又以生麻油渍之而发，亦有用皂角煎汤，候冷频点之。而亦有恐血气衰不发，服四物汤，滋养血气，不可一概论也。有复灸一二壮遂发，有食热灸之物，如烧鱼、煎豆腐、羊肉之类而发，在人以意取助，不可顺其自然，终不发矣。

贴灸疮

古人贴灸疮，不用膏药，要得脓出多而疾除。《资生》云：春用柳絮，夏用竹膜，秋用新绵，冬用兔腹下白细毛，或猫腹毛。今人多以膏药贴之，日两三易，而欲其速愈，此非治疾之本意也。但今世贴膏药，亦取其便，不可易速，若膏药不坏，唯久久贴之可也。若速易，即速愈，恐病根未尽除也。

灸疮膏法

用白芷、金星草、淡竹叶、芩、连、乳香、当归、川芎、薄荷、葱白等，炒铅粉、香油煎膏贴。如用别膏不对症，倘疮口易收，而病气不得出也。如用别物，干燥作疼，亦且不便。

洗灸疮

古人灸艾炷大，便用洗法。其法以赤皮葱、薄荷煎汤，温洗疮周围，约一时久，令驱逐风邪于疮口出，更令经脉往来不涩，自然疾愈。若灸火退痂后，用东南桃枝青嫩皮煎汤温洗，能护疮中诸风；若疮黑烂，加胡荽煎洗；若疼不可忍，加黄连煎，神效。

灸后调摄法

灸后不可就饮茶，恐解火气；及食，恐滞经气，须少停一二时，即宜入室静卧，远人事，远色欲，平心定气，凡百俱要宽解。尤忌大怒、大劳、大饥、大饱、受热、冒寒。至于生冷瓜果，亦宜忌之。惟食茹淡养胃之物，使气血通流，艾火逐出病气。若过厚毒味，酗醉，致生痰涎，阻滞病气矣。鲜鱼鸡羊，虽能发火，止可施于初灸十数日之内，不可加于半月之后。今人多不知恬养，虽灸何益？故因灸而反致害者，此也。徒责灸艾不效，何耶！

附杨氏医案 杨氏

乙卯岁，至建宁。滕柯山母患手臂不举，背恶寒而体倦困，虽盛暑喜穿棉袄，诸医俱作虚冷治之。予诊其脉沉滑，此痰在经络也。予针肺俞、曲池、三里穴，是日即觉身轻手举，寒亦不畏，棉袄不复着矣，后投除湿化痰之剂，至今康健，诸疾不发。若作虚寒，愈补而痰愈结，可不慎欤！

戊午春，鸿胪吕小山患结核在臂，大如柿，不红不痛。医云是肿毒。予曰：此是痰核结于皮里膜外，非药可愈。后针手曲池，行六阴数，更灸二七壮，以通其经气，不数日即平妥矣。若作肿毒，用以托里之剂，岂不伤脾胃清纯之气耶。

己巳岁夏，文选李渐庵公祖夫人患产后血厥，两足忽肿大如股，甚危急。徐、何二堂尊召予视之，诊其脉吼而歇止，此必得之产后恶露未尽，兼风邪所乘，阴阳邪正激搏，是以厥逆，不知人事，下体肿痛，病势虽危，针足三阴经，可以无虞。果如其言，针行饭顷而苏，肿痛立消矣。

癸酉秋，大理李义河翁患两腿痛十余载，诸药不能奏效，相公推予治之，诊其脉滑浮，风湿入于筋骨，岂药力能愈，须针可瘥。即取风市、阴市等穴针之。官至工部尚书，病不再发。

甲戌夏，员外熊可山公患痢兼吐血不止，身热咳嗽，绕脐一块痛至死，脉气将危绝。众医云：不可治矣。工部正郎隗月潭公素善，迎予视其脉虽危绝，而胸尚暖，脐中一块高起如拳大，是日不宜针刺，不得已，急针气海，更灸至五十壮而苏，其块即散，痛即止。后治痢，痢愈，治嗽血，以次调理得瘥。次年升职方，公问其故。予曰：病有标本，治有缓急，若拘于日忌，而不针气海，则块何由而散？块既消散，则气得以疏通，而痛止脉复安。正所谓急则治标之意也。公体虽安，饮食后不可多怒气，以保和其本；否则正气乖而肝气盛，致脾土受克，可计日而复矣。

辛未夏，刑部王念颐公患咽噎之疾，似有核上下于其间，此疾在肺膈，岂药饵所能愈。东皋徐公推予针之，取膻中、气海，下取三里二穴，更灸数十壮，徐徐调之而痊。东皋，名医也，且才高识博，非不能疗，即东垣治妇人伤寒，热入血室，非针莫愈，必俟夫善刺者，刺期门而愈。东皋之心，即东垣心也，而其德可并称焉。视今之嫉贤妒能者，为何如哉？然妒匪斯今，畴昔然矣。予曾往磁洲，道经汤阴伏道路旁，有先师扁鹊墓焉，下马拜之。问其故。曰：鹊乃河间人也，针术擅天下，被秦医令李醯刺死于道路之旁，故名曰伏道，实可叹也。有传可考。

戊辰岁，给事杨后山公祖乃郎患疳疾，药日服而人日瘦。同科郑湘溪公迎予治之。予曰：此子形羸，虽是疳症，而腹内有积块，附于脾胃之旁，若徒治其疳，而不治其块，是不求其本，而揣其末矣。治之之法，宜先取章门灸针，消散积块，后次第理治脾胃，是小人已除，而君子得行其道于天下矣。果如其言，而针块中，灸章门，再以蟾蜍丸药兼用之，形体渐盛，痞疾俱瘳。

壬申岁，四川陈相公长孙患胸前突起，此异疾也。人皆曰：此非药力所能愈，钱诚翁堂尊推予治之。予曰：此乃痰结肺经，而不能疏散，久而愈高，必早针俞府、膻中，后择日针，行六阴之数，更灸五壮，令贴膏，痰出而平。乃翁编修公甚悦之。

辛未，武选王会泉公亚夫人患危异之疾，半月不饮食，目闭不开久矣。六脉似有如无，此疾非针不苏。同寅诸公推予即针之，但人神所忌，如之何？若待吉日良时，则沦于鬼录矣。不得已，即针内关二穴，目即开，而即能食米饮，徐以乳汁调理而愈。同寅诸君问此何疾也？予曰：天地之气，常则安，变则病，况人禀天地之气，五运迭侵于外，七情交战于中，是以圣人啬气，如持至宝；庸人妄为，而伤太和，此轩岐所以论诸痛皆生于气，百病皆生于气，遂有九窍不同之论也。而子和公亦尝论之详矣。然气本一也，因所触而为九，怒、喜、悲、恐、寒、热、惊、思、劳也。盖怒气逆甚，则呕血及飧泄，故气逆上矣。怒则阳气逆上，而肝木乘脾，故甚呕血及飧泄也。喜则气和志达，荣卫通和，故气缓矣。悲则心系急，肺布叶举，而上焦不通，荣卫不散，热气在中，故气消矣。恐则精神上，则上焦闭，闭则气逆，逆则下焦胀，故气不行矣。寒则腠理闭，气不行，故气收矣。热则腠理开，荣卫通，汗大泄，故气泄。惊则心无所倚，神无所归，虑无所定，故气乱矣。劳则喘息汗出，内外皆越，故气耗矣。思则心有所存，神有所归，正气流而不行，故气结矣。

抑尝考其为病之详，变化多端，如怒气所致，为呕血，为飧泄，为煎厥，为薄厥，为阳厥，为胸满痛；食则气逆而不下，为喘渴烦心，为肥气，为目暴盲，耳暴闭，筋缓，发于外为痈疽也。喜气所致，为笑不休，为毛发焦，为肉病，为阳气不收，甚则为狂也。悲气所致，为阴缩，为筋挛，为肌痹，为脉痿，男为数溺，女为血崩，为酸鼻辛颐，为目昏，为少气不能息，为泣，为臂麻也。恐气所致，为破䐃脱肉，为骨酸痿厥，为暴下清水，为面热肤急，为阴痿，为惧而脱颐也。惊气所致，为潮涎，为目睘，为痴痫，为不省人事，僵仆，久则为痿痹也。劳气所致，为嗌噎，为喘促，为嗽血，为腰痛骨痿，为肺鸣，为高骨坏，为阴痿，为唾血，为瞑目，为耳闭，男为少精，女为不月，衰甚则溃溃乎若坏，汨汨乎不可止也。思气所致，为不眠，为嗜卧，为昏瞀，为中痞，三焦闭塞，为咽嗌不利，为胆瘅呕苦，为筋痿，为白淫，为不嗜食也。寒气所致，为上下所出水液澄清冷，下痢青白等症也。热气所致，为喘呕吐酸，暴注下迫等病也。

窃又稽之《内经》治法，但以五行相胜之理，互相为治。如怒伤肝，肝属木，怒则气并于肝，而脾土受邪，木太过则肝亦自病。喜伤心，心属火，喜则气并于心，而肺金受邪，火太过，则心亦自病。悲伤肺，肺属金，悲则气并于肺，而肝木受邪，金太过则肺亦自病。恐伤肾，肾属水，恐则气并于肾，而心火受邪，水太过，则肾亦自病。思伤脾，脾属土，思则气并于脾，而肾水受邪，土太过则脾亦自病。寒伤形，形属阴，寒胜热，则阳受病，寒太过则阴亦自病矣。热伤气，气属阳，热胜寒，则阴受病，热太过则阳亦自病矣。凡此数者，更相为治，故悲可以治怒也，以怆恻苦楚之言感之。喜可以治悲也，以谑浪亵狎之言娱之。恐可以治喜也，以遽迫死亡之言怖之。怒可以治思也，以污辱期罔之言触之。思可以治恐也，以虑彼忘此之言夺之。凡此五者，必诡诈谲怪，无所不至，然后可以动人耳目，易人视听，若胸中无才器之人，亦不能用此法也。热可以治寒，寒可以治热，逸可以治劳，习可以治惊。经曰：惊者平之。夫惊以其卒然而临之也，使习见习闻则不惊矣。如丹溪治女人许婚后，夫经商三年不归，因不食，困卧如痴，他无所病，但向里床坐，此思气结也。药难独治，得喜可解；不然令其怒，俾激之大怒，而哭之三时，令人解之，举药一贴，即求食矣。盖脾主思，思过则脾气结而不食，怒属肝木，木能克土，木气冲发而脾土开矣。又如子和治一妇，久思而不眠，令触其怒，是夕果困睡，捷于影响。惟劳而气耗，恐而气夺者，为难治也。又同寅谢公治妇人丧妹甚悲，而不饮食，令以亲家之女陪欢，仍用解郁之药，即能饮食。又闻庄公治喜劳之极而病，切脉乃失音症也，令恐惧即愈。然喜者之人少病，盖其百脉舒和故耳。经云：恐胜喜，可谓得玄关者也。凡此之症，《内经》自有治法，业医者废而不行，何哉？附录宜知所从事焉。

己巳岁，尚书王西翁乃爱颈项患核肿痛，药不愈，召予问其故？曰：项颈之疾，自有各经原络井俞会合之处，取其原穴以刺之。后果刺，随针而愈，更灸数壮，永不见发。大抵颈项乃横肉之地，经脉会聚之所，凡有核肿，非吉兆也。若不究其根，以灸刺之，则流串之势，理所必致矣。患者慎之。

戊寅冬，张相公长孙患泻痢半载，诸药不效，相公命予治之曰：昔翰林时患肚腹之疾，不能饮食，诸药不效，灸中脘、章门即饮食，其针灸之神如此。今长孙患泻痢，不能进食，可针灸乎？予对曰：泻痢日久，体貌已变，须元气稍复，择日针灸可也。华岑公子云：事已危笃矣，望即治之，不俟再择日期，即针灸中脘、章门，果能饮食。

丁丑夏，锦衣张少泉公夫人患痫症二十余载，曾经医数十，俱未验。来告予，诊其脉，知病入经络，故手足牵引，眼目黑瞀，入心则搐叫，须依理取穴，方保得痊。张公善书而知医，非常人也。悉听予言，取鸠尾、中脘，快其脾胃，取肩髃、曲池等穴，理其经络，疏其痰气，使气血流通，而痫自定矣。次日即平妥，然后以法制化痰健脾之药，每日与服。

戊辰岁，吏部观政李邃麓公，胃旁一痞块如覆杯，形体羸瘦，药勿愈。予视之曰：既有形于内，岂药力所能除，必针灸可消。详取块中，用以盘针之法，更灸食仓、中脘穴而愈。邃麓公问曰：人之生痞，与痃癖、积聚、癥瘕是如何？曰：痞者否也，如《易》所谓天地不交之否，内柔外刚，万物不通之义也。物不可以终否，故痞久则成胀满，而莫能疗焉。痃癖者悬绝隐僻，又玄妙莫测之名也。积者迹也，夹痰血以成形迹，亦郁积至久之谓尔。聚者绪也，依元气为端绪，亦聚散不常之意云。癥者，征也，又精也，以其有所征验，及久而成精萃也。瘕者假也，又遐也，以其假借气血成形，及历年遐远之谓也。大抵痞与痃癖乃胸膈之候，积与聚为腹内之疾，其为上、中二焦之病，故多见于男子。其癥与瘕，独见于脐下，是为下焦之候，故常见于妇人，大凡腹中有块，不问男妇，积聚、癥瘕，俱为恶症，切勿视为寻常。初起而不求早治，若待痞疾胀满，已成胸腹鼓急，虽扁鹊复生，亦莫能救其万一，有斯疾者，可不惧乎！李公深以为然。

戊辰岁，户部王缙庵公乃弟患心痫疾数载矣。徐堂翁召予视之，须行八法开阖方可，公如其言，而刺照海、列缺，灸心俞等穴，其针待气至，乃行生成之数而愈。凡治此症，须分五痫，此卷前载之详矣，兹不悉录。

壬申岁，大尹夏梅源公行取至蛾眉庵寓，患伤寒，同寅诸公，迎视六脉微细，阳症得阴脉。经云，阳脉见于阴经，其生也可知；阴脉见于阳经，其死也可许。予居玉河坊，正值考绩，不暇往返之劳，若辞而不治，此公在远方客邸，且莅政清苦，予甚恻之。先与柴胡加减之剂，少效，其脉尚未合症，予竭精殚思，又易别药，更针内关，六脉转阳矣。遂次第进以汤散而愈。后转升户部，今为正郎。

壬戌岁，吏部许敬庵公寓灵济宫，患腰痛之甚。同乡董龙山公推予视之。诊其脉，尺部沉数有力。然男子尺脉固宜沉实，但带数有力，是湿热所致，有余之疾也。医作不足治之，则非矣。性畏针，遂以手指于肾俞穴行补泻之法，痛稍减，空心再与除湿行气之剂，一服而安。公曰：手法代针，已觉痛减，何乃再服渗利之药乎？予曰：针能劫病，公性畏针，故不得已而用手指之法，岂能驱除其病根，不过暂减其痛而已。若欲全可，须针肾俞穴，今既不针，是用渗利之剂也。岂不闻前贤云：腰乃肾之府，一身之大关节。脉沉数者，多是湿热壅滞，须宜渗利之，不可用补剂。今人不分虚实，一概误用，多致绵缠，痛疼不休出《玉机》中。大抵喜补恶攻，人之恒情也。邪湿去而新血生，此非攻中有补存焉者乎？

壬申岁，行人虞绍东翁患膈气之疾，形体羸瘦，药饵难愈。召予视之，六脉沉涩，须取膻中，以调和其膈，再取气海，以保养其源，而元气充实，脉息自盛矣。后择时针上穴，行六阴之数，下穴行九阳之数，各灸七壮，遂痊愈。今任扬州府太守。庚辰过扬，复睹形体丰厚。

壬申夏，户部尚书王疏翁患痰火炽盛，手臂难伸。予见形体强壮，多是湿痰流注经络之中，针肩髃，疏通手太阴经与手阳明经之湿痰；复灸肺俞穴以理其本，则痰气可清，而手臂能举矣。至吏部尚书，形体益壮。

辛未岁，浙抚郭黄崖公祖患大便下血，愈而复作，问其致疾之由？予对曰：心生血，而肝藏之，则脾为之统。《内经》云：饮食自倍，肠胃乃伤，肠澼而下血。是皆前圣之言而可考者。殊不知肠胃本无血，多是痔疾隐于肛门之内，或因饮食过伤，或因劳欲怒气，触动痔窍，血随大便而出。先贤虽有远血、近血之殊，而实无心、肺、大肠之分。又有所谓气虚肠薄，自荣卫渗入者，所感不同，须求其根。于长强穴针二分，灸七壮，内痔一消而血不出。但时值公冗，不暇于针灸，逾数载，升工部尚书，前疾大作，始知有痔隐于肛门之内，以法调之愈。至己卯复会于汶上云，不发矣。是岁公子箕川公长爱忽患惊风，势甚危笃，灸中冲、印堂、合谷等穴各数十壮，方作声。若依古法而止灸三五壮，岂能得愈？是当量其病势之轻重而已。

己卯岁，因磁州一同乡欠俸资往取，道经临洺关，会旧知宋宪副公，云昨得一梦，有一真人至舍相谈而别，今辱故人相顾，举家甚喜。昨年长子得一痞疾，近因下第抑郁，疾转加增，诸药不效，如之奈何？予答曰：即刻可愈。公愕然曰：非唯吾子得安，而老母亦安矣。此公至孝，自奉至薄，神明感召。予即针章门等穴，饮食渐进，形体清爽，而腹块即消矣。欢洽数日，偕亲友送至吕洞宾度卢生祠，不忍分袂而别。

庚辰夏，工部郎许鸿宇公患两腿风，日夜痛不能止，卧床月余。宝源局王公乃其属官，力荐予治之，时名医诸公坚执不从。许公疑而言曰：两腿及足，无处不痛，岂一二针所能愈？予曰：治病必求其本，得其本穴会归之处，痛可立而止，痛止即步履，旬日之内，必能进部。此公明爽，独听予言，针环跳、绝骨，随针而愈。不过旬日，果进部，人皆骇异。假使当时不信王公之言，而听旁人之语，则药力岂能及哉？是惟在乎信之笃而已，信之笃，是以获其效也。

己巳岁，张相公得肛门忽肿之疾，戎政王西翁推予诊视，命之曰：元老之疾，非常人比，宜精思殚力调治，以副吾望！予谒，诊得寸浮数，是肺金受风热，移于大肠之中。然肛门又居下之地，而饮食糟粕流至于此，若无七情四气所干，则润泽而下。或湿热内蕴，邪气所加，则壅滞而作肿痛。予制以加减搜风顺气之剂一罐，倍加酒蒸大黄，借酒力上升，荡涤邪热，加麻仁润燥，枳壳宽肠，防风、独活驱除风热，当归清血凉血养血，枯芩以清肺与大肠，共制成丸，服渐清安。

隆庆二年，四月初四日，奉旨传与圣济殿，着医去看徐阁老病，钦此。臣等谨钦遵，前至徐阁老私家，诊得六脉数大，积热积痰，脾胃虚弱，饮食减少。宜用清热健脾化痰汤医治，黄芩、白术、贝母、橘红、茯苓、香附、芍药、桔梗、川芎、前胡、槟榔、甘草，水二盅，姜一片，煎至一盅，不拘时服，药对症，即愈。

乙亥岁，通州李户侯夫人患怪症，予用孙真人治邪十三针之法，问病者是何邪为害？对说：乃某日至某处，鸡精之为害也。令其速去，病者对曰：吾疾愈矣。怪邪已去，言语遂正，精神复旧。以见十三针之有验也。

己巳岁，尚书毛介川翁患肝脾虚弱，时常泻痢，肢略浮肿。问于予曰：时常泄泻，多系湿热。夫人之一身，心生血，肝藏之，而脾为之统；脾得其统，则运化有常，水谷通调，固无所谓湿，亦无所谓热也。夫唯精元之气，既不能保之于平时，而五味之养，又不节之于将来，斯精血俱耗，而脾无所统矣。脾失所统，则运化通调，将何以为职？欲求其无泻，不可得也。然则何以谓之湿热？盖运化通调，既失其职，则水谷不分，湿郁于内，而为热矣。由是便血稠黏，里急后重，泻不独泻，而又兼之以痢焉，皆坐此也。其治之法，宜荡涤其湿，然后分利，斯脾胃得统，而其症安矣。否则土不能制水，泛滥盈溢，浸于四肢，变而为气者有之。信其言，调理而愈。

己卯岁，行人张靖宸公夫人崩不止，身热骨痛，烦躁病笃，召予，诊得六脉数而止，必是外感，误用凉药。与羌活汤，热退，余疾渐可，但元气难复，后灸膏肓、三里而愈。凡医之用药，须凭脉理，若外感误作内伤，实实虚虚，损不足而益有余，其不夭灭人生也，几希。

辛酉，夏中贵患瘫痪，不能动履，有医何鹤松久治未愈。召予，视曰：此疾一针可愈，鹤松惭去。予遂针环跳穴，果即能履。夏厚赠，予受之，逾数载又瘫矣。复来召予，因侍禁廷，不暇即往，遂受鹤反间以致忿。视昔之刺鹊于伏道者，为何如？

己巳岁，蔡都尉长子碧川公患痰火，药饵不愈。辱钱诚斋堂翁荐予治之。予针肺俞等穴，愈。后其女患风痫甚危，其乃郎秀山、乃婿张少泉邀予治之，乃针内关而苏，以礼厚赠，予固辞不受。遂以女许聘豚儿杨承祯焉。

庚辰岁过扬，大尹黄缜庵公，昔在京朝夕相与，情谊甚笃，进谒留款，不忍分袂，言及三郎患面部疾，数载不愈，甚忧之。昨焚香卜灵棋课曰：兀兀尘埃久待时，幽窗寂寞有谁知，运逢宝剑人相顾，利遂名成总有期。与识者解曰：宝者珍贵之物，剑者锋利之物，必逢珍贵之人可愈。今承相顾，知公善针，疾愈有期矣。予针巨髎、合谷等穴，更灸三里，徐徐调之而愈。时工匠刊书，多辱薪米之助。

甲戌岁，观政田春野公乃翁患脾胃之疾，养病天坛，至敝宅数里，春野公每请必亲至，竭力尽孝。予感其诚，不惮其远，出朝必趋视，告曰：脾胃乃一身之根蒂，五行之成基，万物之父母，安可不由其至健至顺哉？苟不至健至顺，则沉疴之咎必致矣。然公之疾，非一朝所致，但脾喜甘燥，而恶苦湿，药热则消于肌肉，药寒则减于饮食，医治久不获当，莫若早灸中脘、食仓穴。忻然从之，每穴各灸九壮；更针行九阳之数，疮发渐愈。春野公今任兵科给事中，乃翁、乃弟，俱登科而盛壮。

庚辰岁，道经扬州，御史桑南皋公夫人七旬余，发热，头眩目涩，手挛，食少，公子迎予。诊得人迎浮而关带弦，见症虽多，今宜清热为先，以天麻、僵蚕为君，升麻、知母为臣，蔓荆、甘草等为使佐，服至三帖，热退身凉，饮食渐进，余症亦减，次日复诊，六脉平匀。昆玉喜曰：发热数月，医不见效，昨方制服一帖，热退食进，何耶？予曰：医者意也，得其意，斯握医之要枢矣。昔司马尝称扁鹊随俗为变，及述其论齐桓侯疾，语多近道，皆以其意通之耳。昨脉浮弦，疑是过用养血补脾之剂，闭塞火邪，久则流溢于太阳。膀胱经，起至阴，终睛明，故目涩头眩；支走三焦经，故手挛也。少南、少玄公与缜庵公姻联之好，予辱故人之托，精思脉理，意究病源，故制立前方，用以引经之剂，其热速退，热退，脾阴渐长，而荣血自生，余症亦因之除矣。二公曰：然。

卷之十

保婴神术《按摩经》

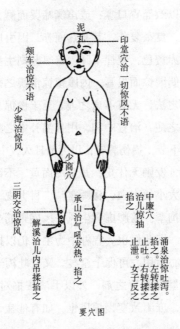

要穴图

穴法不详注，针卷考之甚详。

夫小儿之疾，并无七情所干，不在肝经，则在脾经；不在脾经，则在肝经。其疾多在肝、脾二脏，此要诀也。急惊风属肝木风邪有余之症，治宜清凉苦寒、泻气化痰。其候或闻木声而惊；或遇禽兽驴马之吼，以致面青口噤；或声嘶啼哭而厥，发过则容色如常，良久复作，其身热面赤，因引口鼻中气热，大便赤黄色，惺惺不睡。盖热甚则生痰，痰盛则生风，偶因惊而发耳。内服镇惊清痰之剂，外用掐揉按穴之法，无有不愈之理。至于慢惊，属脾土中气不足之症，治宜中和，用甘温补中之剂。其候多因饮食不节，损伤脾胃，以泻泄日久，中气太虚，而致发搐，发则无休止，其身冷面黄、不渴，口鼻中气寒，大小便青白，昏睡露睛，目上视，手足瘛疭，筋脉拘挛。盖脾虚则生风，风盛则筋急，俗名天吊风者，即此候也。宜补中为主，仍以掐揉按穴之法，细心运用，可保十全矣。又有吐泻未成慢惊者，急用健脾养胃之剂，外以手法按掐对症经穴，脉络调和，庶不致变慢惊风也。如有他症，穴法详开于后，临期选择焉。

手法歌

心经有热作痰迷，天河水过作洪池，

肝经有病儿多闷，推动脾土病即除。

脾经有病食不进，推动脾土效必应。

肺经受风咳嗽多，即在肺经久按摩。

肾经有病小便涩，推动肾水即救得。

小肠有病气来攻，板门横门推可通，

用心记此精宁穴，看来危症快如风。

胆经有病口作苦，好将妙法推脾土。

大肠有病泄泻多，脾土大肠久搓摩。

膀胱有病作淋疴，肾水八卦运天河。

胃经有病呕逆多，脾土肺经推即和。

三焦有病寒热魔，天河过水莫蹉跎。

命门有病元气亏，脾上大肠八卦推。

仙师授我真口诀，愿把婴儿寿命培。

五脏六腑受病源，须凭手法推即痊，

俱有下数不可乱，肺经病掐肺经边。
心经病掐天河水，泻掐大肠脾土全，
呕掐肺经推三关，日昏须掐肾水添。
再有横纹数十次，天河兼之功必完，
头痛推取三关穴，再掐横纹天河连。
又将天心揉数次，其功效在片时间，
齿痛须揉肾水穴，颊车推之自然安。
鼻塞伤风天心穴，总筋脾土推七百，
耳聋多因肾水亏，掐取肾水天河穴。
阳池兼行九百功，后掐耳珠旁下侧。
咳嗽频频受风寒，先要汗出沾手边，
次掐肺经横纹内，乾位须要运周环。
心经有热运天河，六府有热推本科，
饮食不进推脾土，小水短少掐肾多。
大肠作泻运多移，大肠脾土病即除，
次取天门入虎口，揉脐龟尾七百奇。
肚痛多因寒气攻，多推三关运横纹，
脐中可揉数十下，天门虎口法皆同。
一去火眼推三关，一百二十数相连，

六腑退之四百下，再推肾水四百完，

兼取天河五百遍，终补脾土一百全。

口传笔记推摩诀，付与人间用意参。

观形察色法

凡看小儿病，先观形色，切脉次之。盖面部气色，总见五位色青者，惊积不散，欲发风候；五位色红者，痰积壅盛，惊悸不宁；五位色黄者，食积癥伤，疳候痞癖；五位色白者，肺气不实，滑泄吐利；五位色黑者，脏腑欲绝，为疾危。面青眼青肝之病，面赤心之病，面黄脾之病，面白肺之病，面黑肾之病。先别五脏，各有所主，次探表里虚实病之由。肝病主风，实则目直大叫，项急烦闷；虚则咬牙呵欠，气热则外生，气温则内生。心病主惊，实则叫哭，发热饮水而搐，手足动摇；虚则困卧，惊悸不安。脾病主困，实则困睡，身热不思乳食；虚则吐泻生风。肺病主喘，实则喘乱喘促，有饮水者，不饮水者；虚则哽气长，出气短，喘息。肾病主虚无实，目无精光，畏明，体骨重，痘疹黑陷。以上之症，更当别其虚实症候，假如肺病，又见肝症，咬牙多呵欠者易治，肝虚不能胜肺故也。若目直大叫哭，项急烦闷难治，盖肺久病则虚冷，肝强实而胜肺也。视病之虚实，虚则补其母，实则泻其子也。

论色歌

眼内赤者心实热，淡红色者虚之说，青者肝热浅淡虚，

黄者脾热无他说，白面混者肝热侵，目无精光肾虚诀。

儿子人中青，多因果子生，色若人中紫，果食积为瘀。

人中现黄色，宿乳蓄胃成，龙角青筋起，皆因四足惊。

若然虎角黑，水扑是其形，赤色印堂上，其惊必是人。

眉间赤黑紫，急救莫沉吟，红赤眉毛下，分明死不生。

认筋法歌

囟门八字甚非常，筋透三关命必亡，

初关乍入或进退，次部相侵亦何妨。

赤筋只是因膈食，筋青端被水风伤，

筋连大指是阴症，筋若生花定不祥

此有祸祟之筋。

筋带悬针主吐泻，筋纹关外命难当，

四肢痰染腹膨胀，吐乳却因乳食伤。

鱼口鸦声并气急，犬吠人嗥自惊张，

诸风惊症宜推早，如若推迟命必亡。

神仙留下真奇法，后学能通第一强。

凡看鼻梁上筋，直插天心一世惊。

初生时，一关有白，谨防三朝。二关有白，谨防五日之内。三关有白，谨防一年之外。

凡筋在坎上者即死，坎下者三年。又有四季本色之筋，虽有无害。

青者是风，白者是水，红者是热，赤者乳食所伤。

凡慢惊将危，不能言，先灸三阴交，二泥丸，三颊车，四少商，五少海穴，看病势大小，或三壮、五壮、一壮，至七七壮，辨男女右左，十有十活。如急惊、天吊惊，掐手上青筋，煅脐上下，掐两耳，又掐总心穴。

内吊惊，掐天心穴。

慢惊不省人事，亦掐总心穴。

急惊如死，掐两手筋。

眼闭，瞳子髎，泻。

牙关紧，颊车，泻。

口眼俱闭，迎香，泻。

以上数法，乃以手代针之神术也。亦分补泻。

面部五位歌

面上之症额为心，鼻为脾土是其真，

左腮为肝右为肺，承浆属肾居下唇。

命门部位歌

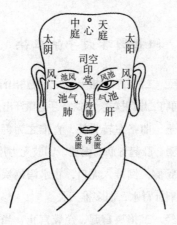

面部五位图

中庭与天庭，司空及印堂，额角方广处，有病定存亡。

青黑惊风恶，体和润泽光，不可陷兼损，唇黑最难当。

青甚须忧急，昏暗亦堪伤，此是命门地，医师妙较量。

面眼青肝病，赤心，黄脾，白肺，黑肾病也。

自掌至天河穴为上，自天河穴至指头为下。

阳掌图各穴手法仙诀

掐心经，二掐劳宫，推上三关，发热出汗用之。如汗不来，再将二扇门揉之、掐之，手心微汗出，乃止。

掐脾土，曲指左转为补，直推之为泻，饮食不进，人瘦弱，肚起青筋，面黄，四肢无力用之。

掐大肠侧，倒推入虎口，止水泻痢疾，肚膨胀用之。红痢补肾水，白多推三关。

掐肺经，二掐离宫起，至乾宫止，当中轻，两头重，咳嗽化痰，昏迷呕吐用之。

掐肾经，二掐小横纹，退六腑。治大便不通，小便赤色涩滞，肚作膨胀，气急，人事昏迷，粪黄者，退凉用之。

推四横纹，和上下之气血，人事瘦弱，奶乳不思，手足常掣，头偏左右，肠胃湿热，眼目翻白者用之。

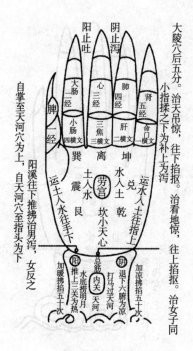

男子左手正面之图

大陵穴后五分。治天吊惊，往下掐抠。小指揉之下为补，上为泻。治看地惊，往上掐抠。治女子同

大肠一经
小肠四横文

心三经
三焦三横文

肺四经
肝二横文

肾五经
命门一横

阳止吐　阴止泻

脾一经

巽　离　坤　水入土　土入水　劳宫　兑　乾　运水入土往上指

自掌至天河穴为上，自天河穴至指头为下

阳溪往下推拂治男泻，女反之

运土入水往手下

震　土入水　坎小天心　艮

加暖拂掐五十次

退下六腑为凉

推上三关为热

掐总筋　水底捞明月　打马过天河　内关　天河

加凉拂掐五十次

掐总筋，过天河水，能清心经，口内生疮，遍身潮热，夜间啼哭，四肢常掣，去三焦六腑五心潮热病。

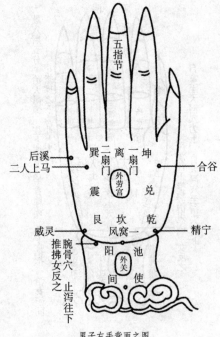

男子左手背面之图

运水入土，因水盛土枯，五谷不化用之。运土入水，脾土太旺，水火不能即济用之。如儿眼红能食，则是火燥土也，宜运水入土，土润而火自克矣。

若口干，眼翻白，小便赤涩，则是土盛水枯，运土入水，以使之平也。

掐小天心，天吊惊风，眼翻白偏左右，及肾水不通用之。

分阴阳，止泄泻痢疾，遍身寒热往来，肚膨呕逆用之。

运八卦，除胸肚膨闷，呕逆气吼噎，饮食不进用之。

运五经，动五脏之气，肚胀，上下气血不和，四肢掣，寒热往来，去风除腹响。

揉板门，除气促气攻，气吼气痛，呕胀用之。

揉劳宫，动心中之火热，发汗用之，不可轻动。

推横门向板门，止呕吐；板门推向横门，止泻。如喉中响，大指掐之。

总位者，诸经之祖，诸症掐效。嗽甚，掐中指一节。痰多，掐手背一节。手指甲筋之余，掐内止吐，掐外止泻。

阴掌图各穴手法仙诀

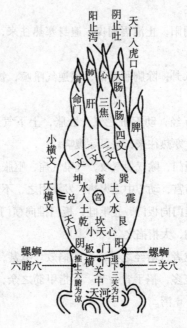

女子右手正面之图

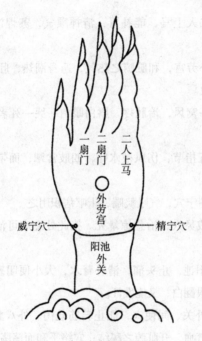

女子右手背面之图

　　掐两扇门，发脏腑之汗，两手掐揉，平中指为界，壮热汗多者，揉之即止。又治急惊，口眼㖞斜，左向右重，右向左重。

掐二人上马，能补肾，清神顺气，苏惺沉疴，性温和。

掐外劳宫，和脏腑之热气，遍身潮热，肚起青筋揉之效。

掐一窝风，治肚疼，唇白眼白一哭一死者，除风去热。

掐五指节，伤风被水吓，四肢常掣，面带青色用之。

掐精宁穴，气吼痰喘，干呕癖积用之。

掐威灵穴，治急惊暴死。掐此处有声可治，无声难治。

掐阳池，止头痛，清补肾水，大小便闭塞，或赤黄，眼翻白，又能发汗。

推外关、间使穴，能止转筋吐泻。外八卦，通一身之气血，开脏腑之秘结；穴络平和而荡荡也。

小 儿

针用毫针，艾炷如小麦，或雀粪大

《宝鉴》曰：急慢惊风，灸前顶。若不愈，灸攒竹、人中各三壮。

或谓急惊属肝，慢惊属脾，《宝鉴》不分。灸前顶、攒竹二穴，俱太阳、督脉，未详其义。

小儿慢惊风，灸尺泽各七壮。初生小儿，脐风撮口，灸然谷三壮，或针三分，不见血，立效。小儿癫痫、瘈瘲，脊强互相引，灸长强三十壮。小儿癫痫惊风，目眩，灸神庭一穴七壮。小儿风痫，先屈手指如数物，乃发也，灸鼻柱直发际宛宛中三壮。小儿惊痫，先惊怖啼叫乃发，灸后顶上旋毛中三壮，两耳后青丝脉。小儿癖气久不消，灸章门各七壮，脐后脊中灸二七壮。小儿胁下满，泻痢体重，四肢不收，痃癖积聚，腹痛不嗜食，痎疟寒热，又治腹胀引背，食饮多，渐渐黄瘦，灸十一椎下两旁相去各一寸五分七壮。小儿黄疸，灸三壮。小儿疳瘦脱肛，体瘦渴饮，形容瘦瘁，诸方不瘥，灸尾闾骨上三寸陷中三壮，兼三伏内，用杨汤水浴之。正午时灸，自灸之后，用帛子拭，见有疳虫随汗出，此法神效。小儿身羸瘦，贲豚腹胀，四肢懈惰，肩背不

举，灸章门。小儿吐乳汁，灸中庭一壮。小儿脱肛
泻血，秋深不效，灸龟尾一壮。脱肛，灸脐中三壮；
《千金》云：随年壮。脱肛久不瘥及风痫中风，角弓
反张，多哭，语言不择，发无时节，甚则吐涎沫，
灸百会七壮。

戒逆针灸

无病而先针灸曰逆

小儿新生，无病不可逆针灸之，如逆针灸，则
忍痛动其五脏，因善成痫。河洛关中，土地多寒，
儿喜成痉，其生儿三日，多逆灸以防之。吴蜀地温，
无此疾也。古方既传之，今人不分南北灸之，多害
小儿也。所以田舍小儿任其自然，得无横夭也。

三关图

风关易治，气关难治，命关死候。直透者死。
左手应心肝，右手应脾肺，男主左，女主右。

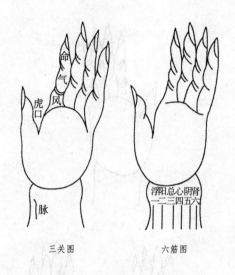

三关图 六筋图

六筋图

流珠——○只一点红色。主膈热，三焦不和，饮食所伤，欲吐泻，肠鸣自利，烦躁啼哭。宜消食，补脾胃。

环珠——○较流珠差大。主脾虚停食，胸腹胀满，烦渴发热。宜健脾胃，消食调气。

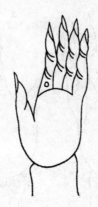

流珠

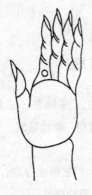

环珠

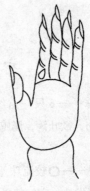

长珠

长珠——*∂* 一头大，一头尖。主脾伤饮食，积滞腹痛，寒热不食。宜消食健胃。

来蛇——*/* 下头粗大。主脾胃湿热，中脘不利，干呕不食，是疳邪内作。宜克食，健补脾胃。

去蛇——** 上头粗大。主脾虚冷积，吐泻烦渴，气短神困，多睡不食。宜健脾胃，消积，先止吐泻。

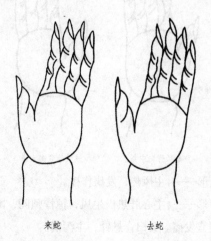

来蛇　　　　　去蛇

弓反里弯向中指——*(* 主感寒热邪气，头目昏重，心神惊悸，倦怠，四肢稍冷，小便赤色，咳嗽吐逆。宜发汗逐惊，退心火，推脾摩肺。

弓反外弯向大指——）主痰热，心神恍惚作热，夹惊夹食，风痫。凡纹向内者吉，向外者凶。

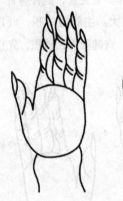
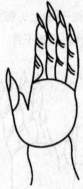

弓反里弯向中指　　　　　弓反外弯向大指

枪形——∣主风热，发痰作搐。

针形——▮主心肝热极生风，惊悸顿闷，困倦不食，痰盛发搐。又曰：悬针，主泻痢。

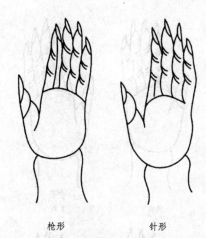

枪形　　　　　针形

鱼骨——■主惊痰发热，甚则痰盛发搐，或不食，乃肝盛克脾。宜逐惊。或吐痰下痰，再补脾制脾。

鱼刺——ɟ初关主惊，气关主疳，命关主虚。难治。

水字——ӿ主惊风食积，烦躁烦闷少食，夜啼，痰盛，口噤搐搦，此脾虚积滞，木克土也。又曰：水字，肺疾也，谓惊风入肺也。

乙字——ƺ初关主肝惊，二关主急惊，三关主慢惊脾风。

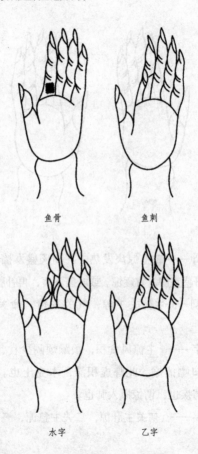

鱼骨　　　　　　　　鱼刺

水字　　　　　　　　乙字

曲虫——◉肝病甚也。

如环——Ꝺ肾有毒也。

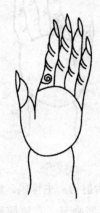 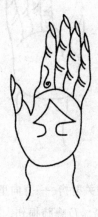

曲虫　　　　　如环

曲向里——ᐸ主气疳。

曲向外——⊃主风疳。

斜向右——＼主伤寒。

斜向左——／主伤风。

长虫——ᗜ主伤冷。

虬文——〣心虫动也。

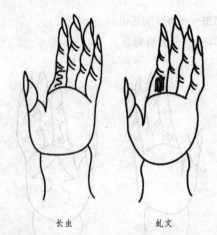

长虫　　　　　　　　虬文

透关射指——〕向里为射指。主惊风，痰热聚
于胸膈，乃脾肺损伤，痰邪乘聚。宜清脾肺，化
痰涎。

透关射甲——〔向外为射甲。主惊风恶症，受惊
传于经络。风热发生，十死一生。

勾脉——˥主伤寒。

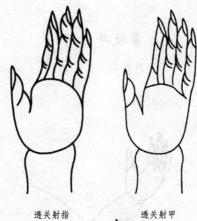

透关射指　　　　透关射甲

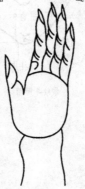

勾脉

掌纹斗肘图

男左手，女右手

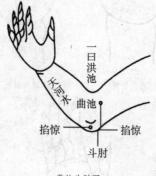

掌纹斗肘图

脚穴图

男右脚，女左脚

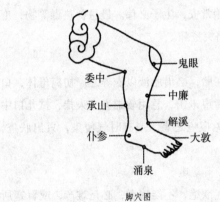

脚穴图

初生调护

怀娠

怀娠之后，必须饮食有常，起居自若，使神全气和，则胎常安，生子必伟。最忌食热毒等物，庶生儿免有脐突疮痫。

初诞

婴儿在胎，必借胎液以滋养之。初离母体，口有液毒，啼声未出，急用软绵裹大人指，拭儿口中恶汁，得免痘疮之患。或有时气侵染，只出肤疮，易为调理。

回气俗谓草迷

初生气欲绝，不能啼者，必是难产，或冒寒所致。急以绵絮包裹抱怀中，未可断脐。且将胞衣置炭火炉中烧之，仍作大纸捻，蘸清油点着于脐带上，往来遍燎之。盖脐带得火气，由脐入腹，更以热醋汤洗脐带，须臾气回，啼声如常，方可浴洗毕，断脐带。

便结

小儿初生，大小便不通，腹胀欲绝者，急令大人以温水漱了口，吸呬儿前后心，并脐下手足心，共七处，每处呬三五次，每次要漱口，以红赤为度，须臾自通。

浴儿

浴儿用猪胆一枚，投汤中，免生疮疥。浴时看汤冷热，无令儿惊而成疾也。

断脐

断脐不可用刀剪，须隔单衣咬断，后将暖气呵七遍，缠结所留脐带，令至儿足跗上，当留六寸，长则伤肌，短则中寒，令儿肚中不调，或成内吊。若先断后浴，恐水入脐中，令儿腹痛。断讫，连脐带中多有虫者，宜急剔去，不然，虫自入腹成疾。断脐之后，宜用热艾厚裹，包用白绵。若浴儿将水入脐中，或尿在裙包之内，湿气伤脐；或解脱裙包，为风冷邪气所侵，皆令儿脐肿，多啼不乳，即成脐风。

脐风

儿初生六七日，患脐风，百无一活。用青绢裹大人指，蘸温水于儿上下牙根上，将如粟米大红疱子，拭破即愈。

剃头

小儿月满剃头，须就温暖避风处。剃后以杏仁三枚，去皮尖研碎，入薄荷三叶同研，却入生麻油三四滴，腻粉拌和头上拭，以避风伤，免生疮疥热毒。

护养

小儿脾胃嫩弱，父母或以口物饲之，不能克化，必致成疾。小儿于天气和暖，宜抱出日中嬉戏。频见风日则血凝，气刚肉坚，可耐风寒，不致疾病。

抱小儿勿泣，恐泪入儿眼，令眼枯。

小儿夜啼，用灯心烧灰，涂乳上与吃，即止。

小儿腹胀，用韭菜根捣汁和猪脂煎服。

小儿头疮，用生芝麻口中嚼烂，涂之，切忌不可搽药。

小儿患秋痢，与枣食之，良；或与柿饼子食。

小儿宜以菊花为枕，则清头目。

小儿入夏，令缝囊盛杏仁七个，去皮尖，佩之，闻雷气不惧。

小儿一期之内，衣服宜以故帛、故绵为之。用新太暖，令肌内缓弱，蒸热成病，不可裹足覆顶，致阳气不出，多发热。

小儿不宜食肉太早，伤及脾胃，免致虫积疳积，鸡肉能生蛔虫，宜忌之，非三岁以上勿食。

忍三分寒，吃七分饱，多揉肚，少洗澡。

小儿不可令就瓢及瓶饮水，语言多讷。

小儿勿令入神庙中，恐神精闪灼，生怖畏。

面色图歌

额印堂　山根

额红大热燥，青色有肝风，印堂青色见，人惊火则红。

山根青隐隐，惊遭是两重，若还斯处赤，泻燥定相攻。

年寿

年上微黄为正色，若平更陷夭难禁，
急因痢疾黑危候，霍乱吐泻黄色深。

鼻准　人中

鼻准微黄赤白平，深黄燥黑死难生，
人中短缩吐因痢，唇反黑候蛔必倾。

正口

正口常红号曰平，燥干脾热积黄生，
白主失血黑绕口，青黑惊风尽死形。

承浆　两眉

承浆青色食时惊，黄多吐逆痢红形，
烦躁夜啼青色吉，久病眉红死症真。

两眼

白睛赤色有肝风，若是黄时有积攻，
或见黑睛黄色现，伤寒病症此其踪。

风池　气池　两颐

风气二池黄吐逆，躁烦啼叫色鲜红，
更有两颐胚样赤，肺家客热此非空。

两太阳

太阳青色惊方始，红色赤淋萌蘖起，

要知死症是何如，青色从兹生入耳。

两脸

两脸黄为痰实咽，青色客忤红风热，

伤寒赤色红主淋，二色请详分两颊。

两颐　金匮　风门

吐虫青色滞颐黄，一色颐间两自详，

风门黑疝青惊水，纹青金匮主惊狂。

辨小儿五色受病症

面色青者，痛也。色红者，热也。色黄者，脾气弱也。色白者，寒也。色黑者，肾气败也。

哭者病在肝也，汗者主心，笑者主脾而多痰，嚏者主肺有风，睡者主肾有亏。

察色验病生死诀

面上紫，心气绝，五日死。面赤目陷，肝气绝，三日死。面黄，四肢重，脾气绝，九日死。面白，鼻人奇论，肺气绝，三日死。胸如黄熟豆，骨气绝，一日死。面黑耳黄，呻吟，肾气绝，四日死。口张唇青，毛枯，肺绝，五日死。大凡病儿足跗肿，身重，大小便不禁，目无转睛，皆死。若病将愈者，面黄目黄，有生意。

痢疾眉头皱，惊风面颊红，渴来唇带赤，吐泻面浮黄。

热甚眼朦胧，青色是惊风，白色是泄泻，伤寒色紫红。

汤氏歌

山根若见脉横青，此病明知两度惊，
赤黑因疲时吐泻，色红啼夜不曾停。
青脉生于左太阳，须惊一度见推详，
赤是伤寒微燥热，黑青知是乳多伤。
右边赤脉不须多，有则频惊怎奈何？
红赤为风抽眼目，黑沉三日见阎罗。
指甲青兼黑暗多，唇青恶逆病将瘥，
忽将鸦声心气急，此病端的命难过。
蛔虫出口有三般，口鼻中来大不堪，

如或白虫兼黑色，此病端的命难延。
四肢疮痛不为祥，下气冲心兼滑肠，
气喘汗流身不热，手挛胸膈定遭殃。

内八段锦

红净为安不用惊，若逢红黑便难宁，
更加红乱青尤甚，以下风痰病立轻。
赤色微轻是外惊，若如米粒势难轻，
红散多因乘怒乱，更加搐搦实难平。
小儿初诞月腹病，两眉颦号作盘肠，
泣时啼哭又呻吟，急宜施法行功作。
小儿初诞日，肌体瘦尫羸，
秃发毛稀少，元因是鬼胎。

外八段锦

先望孩儿眼色青，次看背上冷如冰，
阳男搐左无防事，搐右令人甚可惊。

女搐右边犹可治，若逢搐左疾非轻，
㖞邪口眼终无害，纵有仙丹也莫平。
囟门肿起定为风，此候应知是必凶，
忽陷成坑如盏足，未过七日命须终。
鼻门青燥渴难禁，面黑唇青命莫存，
肚大青筋俱恶候，更兼腹肚有青纹。
忽见眉间紫带青，看来立便见风生，
青红碎杂风将起，必见疳癖膈气形。
乱纹交错紫兼青，急急求医免命倾，
盛紫再加身体热，须知脏腑恶风生。
紫少红多六畜惊，紫红相等即疳成，
紫黑有红如米粒，伤风夹食症堪评。
紫散风传脾脏间，紫青口渴是风痫，
紫隐深沉难疗治，风痰祛散命须还。
黑轻可治死还生，红赤浮寒痰积停，
赤青皮受风邪症，青黑脾风作慢惊。
红赤连兮风热轻，必然乳母不相应，
两手忽然无脉见，定知冲恶犯神灵。

入门歌

五指稍头冷，惊来不可安，若逢中指热，必定见伤寒。

中指独自冷，麻痘症相传，女右男分左，分明仔细看。

儿心热跳是着唬，热而不跳伤风说，

凉而翻眼是水惊，此是入门探候诀。

三 关

三关者，手食指三节也。初节为风关，寅位；二节为气关，卯位；三节为命关，辰位。

夫小儿初生，五脏血气未定，呼吸至数太过，必辨虎口色脉，方可察病之的要，男以左手验之，女以右手验之。盖取左手属阳，男以阳为主；右手属阴，女以阴为主。然男女一身，均具此阴阳，左右两手，亦须参看，左手之纹应心、肝，右手之纹应脾、肺，于此消息，又得变通之意。

初交病纹出虎口，或在初关，多是红色，传至中关，色赤而紫，看病又传过其色紫青，病势深重；其色青黑，青而纹乱者，病势益重。若见纯黑，危恶不治。凡在初关易治，过中关难治，直透三关不治。古人所谓"初得风关病犹可，传入气命定难陈"，是也。

色红者风热轻，赤者风热盛，紫者惊热，青者惊积。青赤相半，惊积风热俱有，主急惊风。青而淡紫，伸缩来去，主慢惊风。紫丝青丝或黑丝，隐隐相杂，似出不出，主慢惊风。若四足惊，三关必青。水惊，三关必黑。人惊，三关必赤。雷惊必黄。或青或红，有纹如线，一直者，是乳食伤脾及发热惊。左右一样者，是惊与积齐发。有三叉或散，是肺生风痰。或似駒鮔声，有青，是伤寒及嗽。如红火是泻，有黑相兼，加渴不虚，虎口脉纹乱，乃气不和也。盖脉纹见有五色，黄、红、紫、青、黑，黄红有色无形，即安宁脉也。有形即病脉，由其病盛，色脉加变，黄盛作红，红盛作紫，紫盛作青，青盛作黑，至纯黑则难治，又当辨其形如：

"。"流珠——只一点红色。主膈热，三焦不和，饮食所伤，欲吐泻，肠鸣自利，烦躁啼哭。宜消食，补脾胃。

"○"环珠——较流珠差大。主脾虚停食，胸腹胀满，烦渴发热。宜健脾胃，消食调气。

"∅"长珠——一头大，一头尖。主脾伤饮食，积滞腹痛，寒热不食。宜消食健胃。

"／"来蛇——下头粗大。主脾胃湿热，中脘不利，干呕不食，是疳邪内作。宜克食，健补脾胃。

"∫"去蛇——上头粗大。主脾虚冷积，吐泻烦渴，气短神困，多睡不食，宜健脾胃，消积，先止吐泻。

"("弓反里弯向中指——主感寒热邪气，头目昏重，心神惊悸，倦怠，四肢稍冷，小便赤色，咳嗽吐逆。宜发汗逐惊，退心火，推脾摩肺。

")"弓反外弯向大指——主痰热，心神恍惚作热，夹惊夹食，风痫。凡纹向内者吉，向外者凶。

"∣"枪形——主风热，发痰作搐。

"｜"针形——主心肝热极生风，惊悸顿闷，困倦不食，痰盛发搐。又曰：悬针，主泻痢。

"▓"鱼骨形——主惊痰发热，甚则痰盛发搐，或不食，乃肝盛克脾，宜逐惊。或吐痰下痰，再补脾制脾。

"ｷ"鱼刺——初关主惊，气关主疳，命关主虚，难治。

"ӝ"水字形——主惊风食积，烦躁顿闷少食，夜啼，痰盛，口噤搐搦，此脾虚积滞，木克土也。又曰：水字，肺疾也，谓惊风入肺也。

"ʅ"乙字——初关主肝惊，二关主急惊，三关主慢惊脾风。

"ɡ"曲虫——肝病甚也。

"ɓ"如环——肾有毒也。

"ᘤ"曲向里——主气疳。

"ɔ"曲向外——主风疳。

"＼"斜向右——主伤寒。

"／"斜向左——主伤风。

"ㄱ"勾脉——主伤寒。

"〓"长虫——主伤冷。

"〰"虬文——心虫动也。

"〕"透关射指——向里为射指。主惊风，痰热聚于胸膈，乃脾肺损伤，痰邪乘聚。宜清脾肺，化痰涎。

"〔"透关射甲——向外为射甲。主惊风恶症，受惊传于经络。风热发生，十死一生。

青白紫筋，上无名指三关难治，上中指三关易治。

要诀

三关出汗行经络，发汗行气此为先，

倒推大肠到虎口，止泻止痢断根源。

脾土曲补直为推，饮食不进此为魁，

疟痢疲羸并水泻，心胸痞痛也能祛。

掐肺一节与离经，推离往乾中间轻，

冒风咳嗽并吐逆，此经神效抵千金。

肾水一纹是后溪，推下为补上清之，

小便秘涩清之妙，肾虚便补为经奇。

六筋专治脾肺热，遍身潮热大便结，

人事昏沉总可推，去病浑如汤泼雪。

总筋天河水除热，口中热气并拉舌，

心经积热火眼攻，推之方知真妙诀，

四横纹和上下气，吼气腹疼皆可止。

五经纹动脏腑气，八卦开胸化痰最，

阴阳能除寒与热，二便不通并水泻。

人事昏沉痢疾攻，救人要诀须当竭，

天门虎口揉斗肘，生血顺气皆妙手。

一掐五指爪节时，有风被吓宜须究，

小天心能生肾水，肾水虚少须用意。

板门专治气促攻，扇门发热汗宣通，

一窝风能除肚痛，阳池专一止头疼，

精宁穴能治气吼，小肠诸病快如风。

手法治病诀

水底捞月最为良，止热清心此是强，

飞经走气能通气，赤凤摇头助气长。

黄蜂出洞最为热，阴症白痢并水泻，

发汗不出后用之，顿教孔窍皆通泄。

按弦走搓摩，动气化痰多，二龙戏珠法，温和可用他。

凤凰单展翅，虚浮热能除，猿猴摘果势，化痰能动气。

手诀

三关凡做此法，先掐心经，点劳宫：男推上三关，退寒加暖，属热；女反此，退下为热也。

六腑凡做此法，先掐心经，点劳宫：男退下六腑，退热加凉，属凉；女反此，推上为凉也。

黄蜂出洞：大热。做法：先掐心经，次掐劳宫，先开三关，后以左右二大指从阴阳处起，一撮一上，至关中离坎上掐穴。发汗用之。

水底捞月：大寒。做法：先清天河水，后五指皆跪，中指向前跪，四指随后，右运劳宫，以凉气呵之，退热可用。若先取天河水至劳宫，左运呵暖气，主发汗，亦属热。

凤单展翅：温热。用右手大指掐总筋，四指翻在大指下，大指又起又翻，如此做至关中，五指取穴掐之。

打马过河：温凉。右运劳宫毕，屈指向上，弹内关、阳池、间使、天河边。生凉退热用之。

飞经走气：先运五经，后五指开张一滚，做关中用手打拍，乃运气行气也。治气可用。又以一手推心经，至横纹住，以一手揉气关，通窍也。

按弦搓摩：先运八卦，后用指搓病人手，关上一搓，关中一搓，关下一搓，拿病人手，轻轻慢慢而摇。化痰可用。

天门入虎口：用右手大指掐儿虎口，中指掐住天门，食指掐住总位，以左手五指聚住揉斗肘，轻轻慢慢而摇。生气顺气也。又法：自乾宫经坎艮入虎口按之。消脾

猿猴摘果：以两手摄儿螺蛳上皮，摘之。消食可用。

赤凤摇头：以两手捉儿头而摇之，其处在耳前少上。治惊也。

二龙戏珠：以两手摄儿两耳轮戏之。治惊。眼向左吊则右重，右吊则左重；如初受惊，眼不吊，两边轻重如一；如眼上则下重，下则上重。

丹凤摇尾：以一手掐劳宫。以一手掐心经，摇

之。治惊。

黄蜂入洞：屈儿小指，揉儿劳宫。去风寒也。

凤凰鼓翅：掐精宁、威灵二穴，前后摇摆之。治黄肿也。

孤雁游飞：以大指自脾土外边推去，经三关、六腑、天门、劳宫边，还止脾土。亦治黄肿也。

运水入土：以一手从肾经推去，经兑、乾、坎、艮至脾土按之。脾土太旺，水火不能既济用之，盖治脾土虚弱。

运土入水：照前法反回是也。肾水频数无度用之。又治小便赤涩。

老汉扳缯：以一指掐大指根骨，一手掐脾土。用之治痞块也。

斗肘走气：以一手托儿斗肘运转，男左女右，一手捉儿手摇动。治痞。

运劳宫：屈中指运儿劳宫也。右运凉，左运汗。

运八卦：以大指运之，男左女右。开胸化痰。

运五经：以大指往来搓五经纹。能动脏腑之气。

推四横：以大指往来推四横纹，能和上下之气。

气喘腹痛可用。

分阴阳：屈儿拳于手背上，四指节从中往两下分之。分利气血。

和阴阳：从两下合之。理气血用之。

天河水：推者自下而上也。按住间使，退天河水也。

掐后溪：推上为清，推下为补。小便赤涩宜清，肾经虚弱宜补。

掐龟尾：掐龟尾并揉脐，治儿水泻、乌痧、膨胀、脐风、月家盘肠等惊。

揉脐法：掐斗肘毕，又以左大指按儿脐下丹田不动，以右大指周围搓摩之，一往一来。

一掐斗肘下筋，曲池上总筋，治急惊。

止吐泻法：

横门刮至中指一节掐之，主吐；中指一节内推上，止吐。

板门推向横门掐，止泻；横门推向板门掐，止吐。

提手背四指内顶横纹，主吐；还上，主止吐。

手背刮至中指一节处,主泻;中指外一节掐,止泻。

如被水惊,板门大冷,如被风惊,板门大热。

如被惊吓,又热又跳,先扯五指,要辨冷热。

如泄黄尿,热;泄清尿,冷。推外脾补虚,止泻。

六　筋

手六筋,从大指边,向里数也。

第一,赤筋:乃浮阳属火,以应心与小肠。主霍乱,外通舌;反则燥热,却向乾位掐之,则阳自然即散也。又于横门下本筋掐之。下五筋仿此。

第二,青筋:乃纯阳属木,以应肝与胆。主温和,外通两目;反则赤涩多泪,却向坎位掐之,则两目自然明矣。

第三,总筋:位居中属土,总五行,以应脾与胃。主温暖,外通四大板门;反则主肠鸣霍乱,吐泻痢症,却在中界掐之,四肢舒畅矣。

第四，赤淡黄筋：居中分界，火土兼备，以应三焦。主半寒半热，外通四大板门，周流一身；反则主壅塞之症，却向中宫掐之，则元气流通，除其壅塞之患矣。

第五，白筋：乃浊阴属金，以应肺与大肠。主微凉，外通两鼻孔；反则胸膈胀满，脑昏生痰，却在界后掐之。

第六，黑筋：乃重浊纯阴，以应肾与膀胱。主冷气，外通两耳；反则主尪羸昏沉，却在坎后掐之。

内热外寒，掐浮筋止。作冷，掐阳筋即出汗。

诸惊风，掐总筋可治。作寒，掐心筋即转热。

作热，掐阴筋即转凉。内寒外热，掐肾筋止。

手面图

脾土赤色，主食热，青色主食寒。

大肠经赤红色，主泻痢，青色主膨胀。

小肠经赤色，主小便不通，青色主气结。

心经赤红色，主伤寒，青色主多痘。

三焦经青红色，主上焦火动，一寒一热。紫色主中焦火动发热。青色主下焦动阴也。

肺经筋见多嗽，主痰热。

肝经赤红色，主伤食，青紫色主癖块。

肾经筋见，主小便涩，赤轻青重。

命门青红色，主元气虚，青黑色主惊。

五指稍头冷，主惊。中指热，伤寒。中指冷，主麻痘疹。

掌中五色属五脏。

诸经脉俱隐不见，是伏于掌心，当以灯照之，则可辨症候，宜发汗表出。

亦有掌心关上下有筋者，无定形定色，临推验看治。

掐足诀

凡掐男左手右足，女右手左足。

大敦穴：治鹰爪惊，本穴掐之就揉。

解溪穴：治内吊惊，往后仰，本穴掐之就揉一名鞋带穴。

中廉穴：治惊来急，掐之就揉。

涌泉穴：治吐泻，男左转揉之，止吐；右转揉之，止泻。女反之。

仆参穴：治脚掣跳，口咬，左转揉之补吐，右转补泻。又惊又泻又吐。掐此穴及脚中指效。

承山穴：治气吼发热，掐之又揉。

委中穴：治望前扑，掐之。

治小儿诸惊推揉等法

第一，蛇丝惊：因饮食无度，劳郁伤神，拉舌，四肢冷，口含母乳，一喷一道青烟，肚上起青筋，气急。心经有热。推天河水二百，退六腑、运八卦各一百，推三关、运水入土、运五经、水底捞月各五十，用火于胸前煅四燋，于小便头上轻掐一爪，用蛇蜕四足缠之，便好。

第二，马蹄惊：因食荤毒，热于脾胃，四肢乱舞是也。因风受热。推三关、肺经、脾土各一百，运八卦五十，运五经七十，推天河水三百，水底捞月、飞经走气各二十，掐天心穴及总心二筋，煅手心、肩膊上、脐下、喉下各一壮，其气不进不退，浮筋掐之。

第三，水泻惊：因生冷过度，乳食所伤，脏腑大寒，肚响身软，唇白眼翻。推三关一百，分阴阳、推太阳各二百，黄蜂入洞十二，将手心揉脐及龟尾各五十，男左女右手后，煅颊车各一壮，更推摩背心演、总筋、脚上。

第四，潮热惊：因失饥伤饱，饮食不纳，脾胃虚弱，五心烦热，遍身热，气吼口渴，手足常掣，眼红。推三关一十，推肺经二百，推脾土、运八卦、分阴阳各一百，二扇门二十，要汗后，再加退六腑、水底捞月各二十。

第五，乌痧惊：因生冷太过，或迎风食物，血变成痧，遍身乌黑是也。青筋过脸，肚腹膨胀，唇黑，五脏寒。推三关、脾土各二百，运八卦一百，四横纹五十，黄蜂出洞二十，二扇门、分阴阳各三十，将手心揉脐五十。主吐泻。肚上起青筋，于青筋缝上煅七壮，背上亦煅之，青筋纹头上一壮，又将黄土一碗研末，和醋一盏，铫内炒过袱包，在遍身拭摩，从头往下推，引乌痧入脚，用针刺破，将火四心煅之。

第六，老鸦惊：因吃乳食受吓，心经有热，大叫一声即死是也。推三关三十，清天河水、补脾土、运八卦各一百，清肾水五十，天门入虎口，揉斗肘，煅囟门、口角上下、肩膊、掌心、脚跟、眉心、心演、鼻梁各一壮。若醒气急掐百劳穴，吐乳掐手足心，或脚来手来，用散麻缠之。将老鸦蒜晒干为末，用车前草擂水调，在儿心窝贴之，或令儿服之。

第七，鲫鱼惊：因寒受惊，风痰结壅，乳气不绝，口吐白沫，四肢摆，眼翻。即肺经有病。推三关、肺经各一百，推天河五十，按弦搓摩、运五经各三十，掐五指节三次，煅虎口、囟门上、口角上下各四壮，心演、脐下各一壮。小儿半岁，用捞鱼网，温水洗鱼涎与吞。一二岁者，用鲫鱼为末，烧灰乳调，或酒调吞下。

第八，肚膨惊：因食伤脾土，夜间饮食太过，胃不克化，气吼，肚起青筋膨胀，眼翻白。五脏寒。推三关一百，推肺经一十，推脾土二百，运八卦、分阴阳各五十，将手揉脐五十，按弦搓摩精宁穴一十，青筋缝上煅四壮。如泻，龟尾骨上一壮；若吐，心窝上下四壮；脚软，鬼眼穴一壮；手软，曲池侧拐各一壮；头软，天心、脐上下各一壮；若不开口，心窝一壮。

第九，夜啼惊：因吃甜辣之物，耗散荣卫，临啼四肢掣跳，哭不出，即是被吓。心经有热。一推三关二十，清天河二百，退六腑一百，分阴阳、清肾水、水底捞月各五十。

第十，宿痧惊：到晚昏沉，不知人事，口眼㖞斜，手足掣跳，寒热不均。推三关、退六腑、补脾土各五十，掐五手指、分阴阳各一十，按弦搓摩。

第十一，急惊：因食生冷积毒以伤胃，肺中有风，痰裹心经心络之间，手捏拳，四肢掣跳，口眼㖞斜，一惊便死是也。推三关、脾土、运五经、猿猴摘果各二十，推肺经、运八卦、推四横纹各五十，掐五手指节三次，煅鼻梁、眉心、心演、总筋、鞋带，以生姜热油拭之，或在腕上阴阳掐之。

第十二，慢惊：因乳食之间，受其惊搐，脾经有痰，咬牙，口眼㖞斜，眼闭，四肢掣跳，心间迷闷，即是脾肾亏败，久疟被吓。推三关一百，补脾

土、推肺经各二百，运八卦五十，掐手五指节、赤
凤摇头各二十，天门入虎口，揉斗肘一十，运五经
三十。若人事不省，于总筋心穴掐之，或鼻大小，
于手青筋上掐之；若心间迷闷，掐住眉心，良久便
好，两太阳、心演，用潮粉热油拭之，煅心窝上下
三壮，手足心各四壮，其气不进不出，煅两掌心、
肩膊上、喉下各一壮。

第十三，脐风惊：因产下剪脐，入风毒于脐内，
口吐白沫，四肢掣动，手捻拳，眼偏左右，此症三
朝一七便发，两眼角起黄丹，夜啼，口内喉演有白
疱，针挑破出血即愈。推三关、肺经各十下，煅囟
门、绕脐各四壮，喉下、心中各一壮。

第十四，弯弓惊：因饮食或冷或热，伤于脾胃，
冷痰用于肺经，四肢向后仰，哭声不出。推三关、
补肾水、运八卦各一百，赤凤摇头、推四横纹、分
阴阳各二十，推脾土二百。望往后伸，煅膝上下四
壮，青筋缝上七壮，喉下二壮；手往后挽，将内关
掐之。

第十五，天吊惊：因母在风处乳食所伤，风痰

络于胃口，头望后仰，脚往后伸，手望后撑，肺经有热。推三关、补肾水各五十，推脾土、分阴阳各一百，推肺经二百，飞经走气一十，煅总筋、鞋带、喉下各一壮，绕脐四壮，大陵穴掐一下，总穴掐三下；若眼翻不下，煅囟门四壮，两眉二壮，耳珠下掐之。又总心穴往下掐抠之，仍用雨伞一柄撑起，将鹅一只，吊在伞下，扎鹅嘴，取涎水与儿吃之，便好。

第十六，内吊惊：因当风而卧，风雨而眠，风痰太盛，哭声不止，遍身战动，脸青黄，眼向前内擎。脾经受病，其心不下是也。推三关、肾水各五十，推肺经、脾土、分阴阳各一百，运土入水二百，按弦搓摩五十，用竹沥小儿吞之；手缩，用细茶、飞盐各二钱，研为末，皂角末五分，黄蜡二钱，酒醋各半小盅，铫内化成饼，贴心窝，一时去药筋倒，用胶枣三枚，杏仁三十个，银磨水为饼，贴手足心即安。

第十七，胎惊：因母得孕，食荤毒，受劳郁。儿落地，或软或硬，口不开，如哑形。即是在母腹中，中胎毒也。推三关三十，分阴阳一百，退六腑五十，飞经走气、运五经、天门入虎口、揉斗肘各二十，掐五指头。不醒，煅绕脐四壮；若醒，口不开，用母乳将儿后心窝揉之；若肚起青筋，煅青筋缝上七壮，喉下三壮。

第十八，月家惊：因母当风而卧，或因多眠，或儿月内受风，痰壅心口，落地眼红撮口，手捏拳，头偏左右，哭不出声，肚起青筋，半月即发，肚腹气急。母食煎炒过多所致。推三关、肺经各一百，运八卦、推四横纹各五十，双龙摆尾二十，掐中指头、劳宫、板门。若不效，煅青筋缝上、胸前各七壮，绕脐四壮，百劳穴二壮，即安。

第十九，盘肠惊：因乳食生冷荤物，伤于脏腑，肚腹冷痛，乳食不进，人事软弱，肚起青筋，眼黄手软。六腑有寒。推三关、脾土、大肠、肺、肾经各一百，运土入水五十，揉脐火煅。

第二十，锁心惊：因食生冷过度，耗伤荣卫，鼻如鲜血，口红眼白，四肢软弱，好食生冷。皆因火盛。推三关二十，清心经三百，退六腑、分阴阳、清肾水各一百，运八卦、水底捞月、飞经走气各五十，即安。

第二十一，鹰爪惊：因乳食受惊，夜眠受吓，两手乱抓，捻拳不开，仰上啼号，身寒战，手爪望下来，口望上来。是肺经有热，心经有风。推三关二十，清天河水二百，推肺经、清肾水各一百，打马过河、二龙戏珠各一十，天门入虎口，揉斗肘，将手足二弯掐之，煅顶心、手心各一壮，太阳、心演、眉心俱煅，将潮粉围脐一周，大敦穴揉或火段。

第二十二，呕逆惊：因夜睡多寒，食多生冷，胃寒腹胀，四肢冷，肚疼响，眼翻白，吐乳呕逆。推三关、肺经各一百，推四横纹五十，凤凰展翅一十，心窝、中脘各煅七壮。

第二十三，撒手惊：因乳食不和，冷热不均，有伤脏腑，先寒后热，足一掣一跳，咬牙，眼翻白，两手一撒一死是也。推三关、脾土各一百，运土入水、运八卦、赤凤摇头各五十，将两手相合，横纹侧掐之。若不醒，大指头掐之，上下气关，二扇门、人中穴掐之；鼻气不进不出，吼气寒热，承山穴掐之；若泻，随症治之，先掐承山、眉心，后煅总筋、两手背上各二壮。

第二十四，担手惊：因湿气多眠，或食毒物，乃伤脾土，眼黄口黑，人事昏迷，掐不知痛，双手往后一担而死是也。于太阴、太阳掐之，推三关、脾土、肺经、分阴阳各一百，黄蜂入洞一十，飞经走气、天门入虎口、揉斗肘各二十，煅眉心、囟门各四壮，心窝七壮，曲池一壮。

第二十五，看地惊：因乳食受惊，或夜眠受吓，或饮食冷热，两眼看地，一惊便死，口㖞，手捻拳，头垂不起是也。推三关三十，天河水二百，赤凤摇头一十，推脾土八下，按弦搓摩，煅绕脐、囟门各四壮，喉下二壮，用皂角烧灰为末，入童便及尿碱，用火焙干，将囟门贴之，即醒。

第二十六，丫凳惊：两手如丫凳坐样。推三关一百，二扇门、飞经走气各一十，分阴阳、运八卦各五十，煅曲池、虎口各四壮，若子时起可救，只宜温拭之，煅大口纹，即安。

第二十七，坐地惊：如坐地样。推三关、揉委中、揉脐、鞋带各一百，二扇门一十，用桃皮、生姜、飞盐、香油、散韶粉和拭，即安；两膝、两关、龟尾，用火煅之。

第二十八，软脚惊：软脚向后乱舞。揉脐、煅螺蛳骨上侧缝各二壮，绕脐四壮，喉下三壮。

第二十九，直手惊：双手一撒便死，直手垂下。先推眉心，用火煅四壮，推三关、运曲池各五十，揉一窝风一百，后煅总筋、手背上各四壮。

第三十，迷魂惊：昏沉不知人事，不识四方。推三关、运八卦、推肺经、清天河水各一百，补脾土五百，凤凰展翅一十，掐天心、眉心、人中、颊车，后煅心演、总筋、鞋带各一壮。

第三十一，两手惊：两手丫向前。先将两手掐之，后煅心演、总筋、囟门即愈。

第三十二，肚痛惊：哭声不止，手抱腹，身展转。推三关、补脾土、二扇门、黄蜂入洞、推大肠经、揉脐、揉龟尾各一百，次月便发，肚腹气急，脐中烧一炷香，即愈；不愈，绕脐四壮。

补 遗

孩儿惊：手足缩住，先笑后哭，眼光、筋红白难治，紫黄不妨。于太阴、太阳穴掐之，用黄麻一束，烧灰，吹鼻中；不醒，中指掐之。

脐风惊：将太阴、太阳掐之，太阳日起而红，酽醋一盅，韶粉炼之，红脉各处治之。太阴日起而红，将龟尾骨煅之，天心穴一壮。吐则横门掐之，泻则中指掐之。初一为太阳日，初二为太阴日，余仿此。用黄麻烧灰，吹鼻；掐中指。

水惊：眼翻白睛，眼角起黄丹者。将韶粉、飞盐，清油煎干，五心揉之，眼角、天心、太阳、太阴掐抠三五次，即愈。

肚胀惊：夜啼，肚上起青筋，肚胀如膨。将生姜、韶粉、桃皮、飞盐和同拭眉梁心，煅眉心、太阳、囟门各四壮，喉下一壮，心中三壮，绕脐四壮。

凡看惊，掐筋之法，看在何穴，先将主病穴起手掐三遍，后将诸穴俱做三遍，掐揉之，每日掐三四次，其病即退。

诸穴治法

中指头一节内纹掐之，止泻，掐三次就揉。

阳溪穴，往下推拂，治儿泻，女反之。

大陵穴后五分，为总心穴，治天吊惊，往下掐抠；看地惊往上掐抠。女子同。

板门穴，往外推之，退热，除百病；往内推之，治四肢掣跳。用医之手大拇指，名曰龙入虎口；用手捻小儿小指，名曰苍龙摆尾。

惊，揉大脚指，掐中脚指爪甲少许。

病症死生歌

手足皆符脾胃气，眼精却与肾通神，

两耳均匀牵得匀，要知上下理分明。

孩儿立醒方无事，中指将来掌内寻，

悠悠青气人依旧，口关眼光命难当。

口眼㖞斜人易救，四肢无应不须忙，

天心一点掣膀胱，膀胱气馁痛难当。

丹田斯若绝肾气，闭涩其童命不长，

天河水过清水好，眼下休交黑白冲。

掌内如寒难救兆，四肢麻冷定人亡。

阴硬气冷决昏沉，紫上筋纹指上寻，

阴硬气粗或大小，眼黄指冷要调停。

肾经肝胆肾相连，寒暑交加作楚煎，

脐轮上下全凭火，眼翻手掣霎时安。

口中气出热难当，吓得旁人叹可伤，

筋过横纹人易救，若居坎离定人亡。

吐泻皆因筋上转，横门四板火来提，

天心穴上分高下，再把螺蛳骨上煨。

鼻连肺经不知多，惊死孩儿脸上过，

火盛伤经心上刺，牙黄口白命门疴。

口噤心拽并气喘，故知死兆采人缘，

鼻水口黑筋无脉，命在南柯大梦边。

辨三关

凡小儿三关青，四足惊；三关赤，水惊；三关黑，人惊。有此通度三关候脉，是急惊之症，必死。余症可知。

风关青如鱼刺易治，是初惊；色黑难治。气关青如鱼刺，主疳劳身热易治，用八宝丹，每服加柴胡黄芩；色黑难治。命关青如鱼刺，主虚风邪附脾，用紫金锭，每服加白术、茯苓；色黑难治。

风关青黑色如悬针，乃水惊，易治。气关如悬针，主疳，兼肺脏积热，用保命丹，每服加灯心、竹叶。命关有此是死症。

风关如水字，主膈上有痰，并虚积停滞，宜下。气关如水字，主惊风入肺，咳嗽面赤，用体前丹。命关如水字，主惊风疳症，极力惊，用芦荟丸。通过三关黑色不治。

风关如乙字，主肝惊风。气关如乙字，主急惊风。命关如乙字，主慢惊脾风。青黑难治。

风关如曲虫，主疳病积聚。

婴童杂症

潮热方：不拘口内生疮，五心烦热。将吴茱萸八分，灯心一束，和水捣烂成一饼，贴在男左女右脚心里，裹住。退药后，推三关十下。

一、虚疟：补脾土四百，推三关、运八卦、推肾经、肺经、清天河水各三百。

二、食疟：推三关、运八卦各一百，清天河水二百，推脾土三百，肺经四百。

三、痰疟：推肺经四百，推三关、运八卦、补脾土、清天河水各二百。

四、邪疟：推肺经四百，推三关、六腑各三百，运八卦、补脾土、清天河各二百，各随症加减，五脏四指，六腑一截二指。

五、痢赤白相兼，寒热不调，感成此疾：用姜汁、车前草汁，略推三关，退六腑，清天河水，水底捞月，分阴阳。

六、禁口痢：运八卦，开胸，阴阳揉脐为之。推三关、退六腑、大肠经各一百，清天河水四十，推脾土五十，水底捞月一十，凤凰展翅。泻用蒜推，补脾土，用姜推。

七、头疼：推三关、分阴阳、补脾土、揉大肠经各一百，煅七壮，揉阴池一百；不止，掐阳池。

八、肚痛：推三关、分阴阳、推脾土各一百，揉脐五十，腹胀推大肠；不止，掐承山穴。

九、湿泻不响：退六腑、揉脐及龟尾各二百，分阴阳、推脾土各一百，水底捞月三十。

十、冷泻响：推三关二百，分阴阳一百，推脾土五十，黄蜂入洞、揉脐及龟尾各三百，天门入虎口、揉斗肘各三十。

十一、治口内走马疳：牙上有白疱，退六腑、分阴阳各一百，水底捞月、清天河水各三十，凤凰展翅，先推，后用黄连、五倍子煎水，鸡毛口中洗。

小儿眼光指冷：将醋一盏，皂角一片，烧灰为末，贴心窝。若吐即去药，用绿豆七粒，水浸研细，和尿碱为饼，贴囟门。

小儿四肢冷：将明矾钱半，炒盐三钱，黄蜡二钱，贴脐上。若气急，取竹沥服之。

小儿遍身热不退：用明矾一钱，鸡清调匀，涂四心即退。若不退，用桃仁七个，酒半盏，擂烂，贴在鬼眼便好。

小儿肚胀作渴，眼光：用生姜，葱白一根，酒半盏，擂烂吞下，则眼不光。又将雄黄不拘多少，烧热放在脐上，揉之即安。脚麻用散麻煎水，四心揉之。

小儿膀胱气：将黄土一块，皂角七个，焙为末，用醋和黄土炒过为饼，贴尾闾好。

小儿遍身肿：用糊椒、糯米、绿豆各七粒，黄土七钱，醋一盏，通炒过，袄包遍身拭之，即消。

小儿不开口：将朱砂一钱研末，吹入鼻中即安。

小儿咳嗽：掐中指第一节三下，若眼垂，掐四心。

小儿身跳：推肾筋后四心揉之。

小儿喉中气响：掐大指第二节。

诊脉歌

小儿有病须凭脉，一指三关定其息，

浮洪风盛数多惊，虚冷沉迟实有积。

小儿一岁至三岁，呼吸须将八至看，

九至不安十至困，短长大小有邪干。

小儿脉紧是风痫，沉脉须至气化难，

腹痛紧弦牢实秘，沉而数者骨中寒。

小儿脉大多风热，沉重原因乳食结，

弦长多是胆肝风，紧数惊风四指掣。

浮洪胃口似火烧，沉紧腹中痛不竭，

虚濡有气更兼惊，脉乱多痢大便血。

前大后小童脉顺，前小后大必气咽，

四至洪来若烦满，沉细腹中痛切切。

滑主露湿冷所伤，弦长客忤分明说，

五至夜深浮大昼，六至夜细浮昼别，

息数中和八九至，此是仙人留妙诀。

识病歌

要知虎口气纹脉，倒指看纹分五色，

黄红安乐五脏和，红紫依稀有损益，

紫青伤食气虚烦，青色之时症候逆。

忽然纯黑在其间，好手医人心胆寒，

若也直上到风关，迟速短长分两端，

如枪衡射惊风至，分作枝叶有数般，

弓反里顺外为逆，顺逆交连病已难，

叉头长短尤可救，如此医工仔细看。

男儿两岁号为婴，三岁四岁幼为名，

五六次第年少长，七龀八龄朝论文，

九岁为童十稚子，百病关格辨其因。

十一痫疾方癫风，疳病还同劳病攻，

痞癖定为沉积候，退他潮热不相同，

初看掌心中有热，便知身体热相从，
肚热身冷伤食定，脚冷额热是感风，
额冷脚热惊所得，疮疹发时耳后红。
小儿有积宜与塌，伤寒二种解为先，
食泻之时宜有积，冷泻须用与温脾，
小儿宜与涩脏腑，先将带伤散与之。
孩儿无事忽大叫，不是惊风是天吊，
大叫气促长声粗，误食热毒闷心窍，
急后肚下却和脾，若将惊痫真堪笑。
痢疾努气眉头皱，不努不皱肠有风，
冷热不调分赤白，脱肛因毒热相攻，
十二种痢何为恶，禁口刮肠大不同。
孩儿不病不可下，冷热自汗兼自下，
神困凶陷四肢冷，干呕气虚神却怕。
吐虫面白毛焦枯，疳气潮热食不化，
鼻塞咳嗽及虚痰，脉细肠鸣烦躁讶，
若还有疾宜速通，下了之时心上脱。
孩儿食热下无妨，面赤青红气壮强，
脉弦红色肚正热，疟腮喉痛尿如汤。

屎硬腹胀胁肋满，四肢浮肿夜啼长，

遍身生疮肚隐痛，下之必愈是为良。

诸症治法

胎寒：孩儿百日胎寒后，足屈难伸两手拳，

口冷腹胀身战栗，昼啼不已夜嗷煎。

胎热：三朝旬外月余儿，目闭泡浮症可推，

常作呻吟火燥起，此为胎热定无疑。

脐风：风邪早受入脐时，七日之间验吉凶，

若见肚脐口中色，恶声口气是为凶。

脐突：孩儿生下旬余日，脐突先浮非大疾，

秽水停中自所因，徐徐用药令消释。

夜啼：夜啼四症惊为一，无泪见灯心热烦，

面莹夹青脐下寒，睡中顿哭是神干。

急惊：面红卒中浑身热，唇黑牙关气如绝，

目翻搐搦喉有痰，此是急惊容易决。

急惊：急惊之后传如疟，外感风邪为气虚。

略表气和脾与胃，然后寒热得消除。

慢惊：阴盛阳虚病已深，吐泻后睡扬瞳睛，

神昏按缓涎流甚，此症分明是慢惊。

搐症：搐症须分急慢惊，赤由气郁致昏沉，
　　　　良医亦治宜宽气，气下之时搐自停。

诸风：诸风夹热引皮肤，凝结难为预顿除，
　　　　颊肿须防喉舌内，要除风热外宜涂。

伤积：头疼身热腹微胀，足冷神昏只爱眠，
　　　　因食所伤脾气弱，不宜迟缓表为先。

吐泻：脾虚胃弱病源根，食谷水和运化行，
　　　　清浊邪干成吐泻，久传虚弱便生风。

伤寒：伤寒之候有多般，一概相推便救难，
　　　　两目见红时喷嚏，气粗身热是伤寒。

伤风：伤风发热头应痛，两颊微红鼻涕多，
　　　　汗出遍身兼咳嗽，此伤风症易调和。

夹食：鼻涕头疼时吐逆，面红面白变不一，
　　　　此因夹食又伤寒，发表有功方下积。

夹惊：身微有热生烦躁，睡不安兮神不清，
　　　　此是伤风感寒症，亦宜先表次宁心。

赤白：小儿之痢细寻推，不独成之积所为，
　　　　冷热数般虽各异，宽肠调胃在明医。

五痢：痢成五色岂堪闻，日久传来神气昏，

　　　　　头痛肚疼苦为最，便知小儿命难存。

五疳：五疳之脏五般看，治法推详事不难，
　　　　若见面黄肌肉瘦，齿焦发落即为疳。

走马疳：走马疳似伤寒毒，面色光浮气喘胸，
　　　　若见牙焦腮有血，马疳如此是真形。

脱肛：肛门脱露久难收，再成风伤是可忧，
　　　　沉自先传脾胃得，更详冷热易为瘳。

诸疝：诸疝原来各有名，盖因伤热气侵成，
　　　　始分芍药乌梅散，匀气金铃与五灵。

咳嗽：咳嗽虽然分冷热，连风因肺感风寒，
　　　　眼浮痰盛喉中响，戏水多因汗未干。

齁鮯：小儿齁鮯为声啼，吃以酸咸又乱之，
　　　　或自肺风伤水湿，风冷热聚为良医。

腹痛：大凡腹痛初非一，不独癥瘕与痃癖，
　　　　分条析类症多般，看此语中最详悉。

口疮：心脾胃热蒸于上，舌与牙根肉腐伤，
　　　　口臭承浆分两处，有疮虽易治四方。

目症：生下余旬目见红，盖因腹受热兼风，
　　　　凉肝心药最为妙，疝气痘疮宜别攻。

重舌：孩儿受胎诸邪热，热壅三焦作重舌，

　　　或成鹅口症堪忧，用药更须针刺裂。

陈氏经脉辨色歌

小儿须看三关脉，风气命中审端的，

青红紫黑及黄纹，屈曲开丫似针直。

三关通青四足惊，水惊赤色谁能明，

人惊黑色紫泻痢，色黄定是被雷惊按此与仙

授诀不同，再验之。

或青红纹只一线，娘食伤脾惊热见，

左右三条风肺痰，此时伤寒咳嗽变。

火红主泻黑相兼，痢疾之色亦如然，

若是乱纹多转变，沉疴难起促天年。

赤似流珠主膈热，三焦不和心烦结，

吐泻肠鸣自利下，六和汤中真口诀。

环珠长珠两样形，脾胃虚弱心胀膨，

积滞不化肚腹痛，消食化气药堪行。

来蛇去蛇形又别，冷积脏寒神困极，

必须养胃倍香砂，加减临时见药力。

弓反里形纹外形，感寒邪热少精神，

小便赤色夹惊风，痫症相似在人明。

枪形鱼刺水字纹，风痰发搐热如焚，

先进升麻连壳散，次服柴胡大小并。

针形穿关射指甲，一样热惊非蛔呷，

防风通圣凉膈同，次第调之休乱杂。

医者能明此一篇，小儿症候无难然，

口传心授到家地，遇地收功即近仙。

此诀即徐氏水镜诀之意，陈氏敷演之，取其便诵也。

论虚实二证歌

实证：两腮红赤便坚秘，小便黄色赤不止，

　　　上气喘急脉息多，当行冷药方可治。

虚证：面光白色粪多青，腹虚胀大呕吐频，

　　　眼珠青色微沉细，此为冷痰热堪行。

五言歌

心惊在印堂，心积额两广，心冷太阳位，心热面颊装。

肝惊起发际，脾积唇焦黄，脾冷眉中岳，脾热大肠侵。

肺惊发际形，肺积发际当，肺冷人中见，肺热面腮旁。

肾惊耳前穴，肾积眼胞厢，肾冷额上热，肾热赤苍苍。

附辩《医统》

或问《铜人》《千金》等书空穴多，《十四经发挥》所载空穴少，如风市、督俞、金津、玉液等，彼有此无，不同何也？曰：《十四经发挥》据《素问》骨空篇论及王注，若《铜人》《千金》纂皆偏书，非黄岐正经也。

或问：睛明、迎香、承泣、丝竹空，皆禁灸何也？曰：四穴近目，目畏火，故禁灸也。以是推之，则知睛明不可灸，王注误矣。

或问：用针浑是泻而无补，古人用之，所以导气，治之以有余之病也。今人鲜用之，或知其无补而不用欤？抑元气禀赋之薄而不用欤？或断丧之多而用针无益欤？抑不善用而不用欤？经曰：阳不足者温之以气，精不足者补之以味。针乃砭石所制，既无气，又无味，破皮损肉，发窍于身，气皆从窍出矣，何得为补？经曰：气血阴阳俱不足，勿取以针，和以甘药，是也。又曰：形气不足，病气不足，此阴阳皆不足也，不可刺之，刺之重竭其气，老者绝灭，壮者不复矣。若此谓者，皆是有泻而无补也。

或问：病有在气分者，有在血分者，不知针家，亦分气与血否？曰：气分、血分之病，针家亦所当知。病在气分，游行不定；病在血分，沉着不移。以积块言之，腹中或上或下，或有或无者，是气分也；或在两胁，或在心下，或在脐上下左右，一定不移，以渐而长者，是血分也。以病风言之，或左手移于右手，右足移于左足，移动不常者，气分也；或常在左足，或偏在右手，着而不走者，血分也。凡病莫不皆然，须知在气分者，上有病，下取之；下有病，上取之；在左取右，在右取左。在血分者，随其血之所在，应病取之。苟或血病泻气，气病泻血，是谓诛伐无过，咎将谁归！

或问：今医用针，动辄以袖覆手，暗行指法，谓其法之神秘，弗轻示人，惟恐盗取其法者，不知果何法耶？曰：《金针赋》十四法，与夫青龙摆尾等法，可谓已尽之矣，舍此而他求法之神秘，吾未之信也，今若此者，不过过为诡妄，以欺人耳。纵为至巧，殆必神亦不佑，针亦不灵也。奚足尚哉！

或问：有医置针于穴，略不加意，或谈笑，或饮酒，半饷之间，又将针捻几捻，令呼几呼，仍复登筵以饮，然后起针，果能愈病否乎？曰：经云：凡刺之真，必先治神。又云：手动若务，针耀而匀，静意视义，观适之变。又云：如临深渊，手如握虎，神无营于众物。又云：如侍所贵，不知日暮。凡此数说，敬乎怠乎，若谈笑饮酒，不敬孰甚，安能愈病哉？业医者，当深长思矣！

请益

医官逸林刘氏云：凡针痰气，先转针头向上，令痰散动，然后转针头向下，令气泄。

针痞块，先将痞根按之，如指大坚硬者，用针频频刺烂，庶块易消。

太医院医官继洲杨氏云：凡针腹上穴，令患人仰卧，使五脏垂背，以免刺患。又云：前面深似井，后面薄似饼，用针前面宜深，后面宜浅。

穴名索引

七画

《随身听中医传世经典系列》书目

一、医经类

黄帝内经·素问

黄帝内经·灵枢

内经知要

难经集注

二、伤寒金匮类

伤寒论

金匮要略

伤寒来苏集

伤寒贯珠集

注解伤寒论

三、诊法类

四诊抉微

濒湖脉学　奇经八脉考

脉诀汇辨

脉诀指掌病式图说

脉经

脉经直指

脉贯

脉理存真

赖氏脉案

辨症玉函　脉诀阐微

敖氏伤寒金镜录　伤寒舌鉴

诸病源候论

望诊遵经

四、本草方论类

本草备要

神农本草经百种录

神农本草经读

太平惠民和剂局方

汤头歌诀

医方集解

校正素问精要宣明论方

五、外科类

外科正宗

疡科心得集

洞天奥旨

六、妇科类

女科百问

女科要旨

傅青主女科

七、儿科类

小儿药证直诀

幼幼集成

幼科推拿秘书

八、疫病类

时病论

温疫论

温热经纬

温病条辨

九、针灸推拿类

十四经发挥

针灸大成

十、摄生调养类

饮膳正要

养生四要

随息居饮食谱

十一、杂著类

内外伤辨惑论

古今医案按

石室秘录

四圣心源　　　　　医学源流论

外经微言　　　　　医宗必读

兰室秘藏　　　　　串雅内外编

血证论　　　　　　证治汇补

医门法律　　　　　扁鹊心书

医林改错　　　　　笔花医镜

医法圆通　　　　　傅青主男科

医学三字经　　　　脾胃论

医学心悟　　　　　儒门事亲

医学启源

获取图书音频的步骤说明：

1. 使用微信"扫一扫"功能扫描书中二维码。
2. 注册用户，登录后输入激活码激活，即可免费听取音频（激活码仅可供一个账号激活，有效期为自激活之日起5年）。

上架建议：中医·古籍

ISBN 978-7-5214-3017-2

9 787521 430172 >

定价：64.00 元